国家出版基金项目
NATIONAL PUBLICATION FOUNDATION

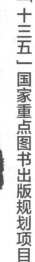

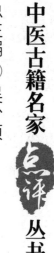

「十三五」国家重点图书出版规划项目

中医古籍名家点评丛书

总主编◎ 吴少祯

清·曹庭栋◎著

蒋力生 叶明花◎点评

老老恒言

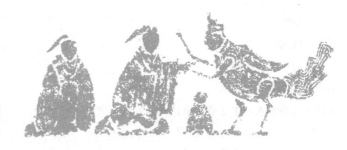

中国健康传媒集团

中国医药科技出版社

图书在版编目（CIP）数据

老老恒言／（清）曹庭栋著；蒋力生，叶明花点评 . —北京：中国医药科技出版社，2021.5

（中医古籍名家点评丛书）

ISBN 978 - 7 - 5214 - 2437 - 9

Ⅰ.①老⋯　Ⅱ.①曹⋯ ②蒋⋯ ③叶⋯　Ⅲ.①老年人 – 养生（中医）– 中国 – 清代　Ⅳ.①R161.7②R212

中国版本图书馆 CIP 数据核字（2021）第 076980 号

美术编辑　陈君杞
版式设计　南博文化

出版　**中国健康传媒集团** ｜ 中国医药科技出版社
地址　北京市海淀区文慧园北路甲 22 号
邮编　100082
电话　发行：010 – 62227427　邮购：010 – 62236938
网址　www. cmstp. com
规格　710 × 1000mm $\frac{1}{16}$
印张　11 $\frac{1}{2}$
字数　153 千字
版次　2021 年 5 月第 1 版
印次　2021 年 5 月第 1 次印刷
印刷　三河市万龙印装有限公司
经销　全国各地新华书店
书号　ISBN 978 – 7 – 5214 – 2437 – 9
定价　29.00 元

获取新书信息、投稿、为图书纠错，请扫码联系我们。

出版者的话

中医药是中国优秀传统文化的重要组成部分之一。中医药古籍中蕴藏着历代名家的思维智慧与实践经验。温故而知新，熟读精研中医古籍是当代中医继承、创新的基石。新中国成立以来，中医界对古籍整理工作十分重视，因此在经典、重点中医古籍的校勘注释，常用、实用中医古籍的遴选、整理等方面，成果斐然。这些工作在帮助读者精选版本、校准文字、读懂原文方面发挥了良好的作用。

习总书记指示，要"切实把中医药这一祖先留给我们的宝贵财富继承好、发展好、利用好"，从而对弘扬中医药学、更进一步继承利用好中医药古籍提出了更高的要求。为此我们策划组织了《中医古籍名家点评丛书》，试图在前人整理工作的基础上，通过名家点评的方式，更进一步凸显中医古代要籍的学术精华，为现代中医药的发展提供借鉴。

本丛书遴选历代名医名著百余种，分批出版。所收医药书多为传世、实用，且在校勘整理方面已比较成熟的中医古籍。其中包括常用经典著作、历代各科名著，以及古今临证、案头常备的中医读物。本丛书致力于将现有相关的最新研究成果集于一体，使之具备版本精良、校勘细致、内容实用、点评精深的特点。

参与点评的学者，多为对所点评古籍研究有素的专家。他们学验俱丰，或精于临床，或文献功底深厚，均熟谙该古籍所涉学术领域的整体状况，又对其书内容精要揣摩日久，多有心得。本丛书的"点评"，并非单一的内容提要、词语注释、串讲阐发，而是抓住书中的主旨精论、蕴含深义、疑惑谬误之处，予以点拨评议，或考证比勘，溯源寻流。由于点评学者各有专擅，因此点评的形式风格也或有不同。但其共同之点是有益于读者掌握、鉴识所论医籍或名家的学术精华，领会临床运用关键点，解疑破惑，举一反三，启迪后人，不断创新。

我们对中医药古籍点评工作还在不断探索之中，本丛书可能会有诸多不足之处，亟盼中医各科专家及广大读者给予批评指正。

中国医药科技出版社
2017年8月

余序

作为毕生研读整理、编纂古今中医临床文献的一员，前不久，我有幸看到张同君编审和全国诸多相关教授专家们合作编撰《中医古籍名家点评丛书》的部分样稿。感到他们在总体设计、精选医籍、订正校注，特别是名家点评等方面卓有建树，并能将这些名著和近现代相关研究成果予以提示说明，使古籍的整理探索深研，呈现了崭新的面貌。我认为这部丛书不但能让读者系统、全面地传承优秀文化，而且有利于加强对丛书所选名著学验主旨的认识。

在我国优秀、靓丽的文化中，岐黄医学的软实力十分强劲。特别是名著中的学术经验，是体现"医道"最关键的文字表述。

《礼记·中庸》说："道也者，不可须臾离也。"清代徽州名儒程瑶田说："文存则道存，道存则教存。"这部丛书在很大程度上，使医道和医教获得较为集中的"文存"。丛书的多位编集者在精选名著的基础上，着重"点评"，让读者认识到中医药学是我国优秀传统文化中的瑰宝，有利于读者在系统、全面的传承中，予以创新、发展。

清代名医程芝田在《医约》中曾说："百艺之中，惟医最难。"特别是在一万多种古籍中选取精品，有一定难度。但清代造诣精深的名医尤在泾在《医学读书记》中告诫读者说："盖未有不师古而有济于今者，亦未有言之无文而能行之远者。"这套丛书的"师古济今"十分昭著。中国医药科技出版社重视此编的刊行，使读者如获宝璐，今将上述感言以为序。

中国中医科学院

余瀛鳌

2017年8月

目录 | Contents

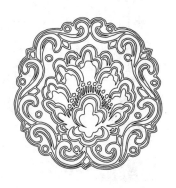

《老老恒言》，又名《养生随笔》，5 卷，清代曹庭栋纂。该书为老年养生专著，内容丰富，涉及老年养生各个方面，向为后世养生家所倚重，被称为"一部很好的老年的书"，"如有好事人雕板精印，当作六十寿礼，倒是极合适的。"该书所述各种养生方法，简单而易行，对于发挥中医健康养老的优势，实现健康老龄化、积极老龄化，具有重要的现实指导意义。

一、成书背景

曹庭栋，一作廷栋，小名辛曾，字楷人，号六圃，又号六吉，晚年自署"慈山居士"。清文学家，浙江嘉善人。清康熙三十八年（1699）生，卒于乾隆五十年乙巳（1785）。冯金伯《墨香居画识》记载："予于乙巳春奉访先生，时已病，不能见客，至是秋而遂作古人矣"，并称"卒时年八十七"。徐世昌《清儒学案》亦载"乾隆五十年（1785）卒，年八十七"。但本书同治九年重刻本金安清序称"至九十余乃终，年届大耋"，不知何据。

曹庭栋祖居江苏华亭干溪镇（今上海松江区），后占籍浙江嘉善。自元以来，世代为官。其高祖峨雪历官礼部侍郎；曾祖子闲赠礼部侍郎；祖父蓼怀为康熙己未进士，历官吏部侍郎；父亲朴存为康熙癸酉副榜，官庆元教谕。曹氏家族从前明至清初，"鼎贵者百余年"，而庭栋则天性恬淡，不屑于科举取仕，"以布衣伏处山林，自达天德"。其《慈山居士自叙传》称："少读书，志显扬，不汲汲于求遇，而卒亦无所遇。中年以后，遂绝意进取。负郭有田，粗给衣食。居有园，敝庐荒径，扫除便自谓佳。萧然杜门，穷年著书于其中，时或弹琴赋诗，写兰石，摹古篆隶，以抒其闲寂之抱，得失两忘，荣辱弗及，纵无可乐，亦若不知有忧也。与人接，无饰容妄言，简质类傲。恒自贬抑，然值是非邪正之交，不少屈己以就人，以故世之人爱者憎者半焉。足迹所经，北燕南闽、山左江右、江南，往来登涉，务探其胜，此特壮盛时事。尝于所居累土高数丈，环植花木，奉母以娱，命之曰'慈山'，因自为号。"晚年自营生圹于永宇溪庄，辟茶圃，筑梅塘，艺茶植梅，养鹤蓄龟，歌咏啸傲其间，俨然神仙中人。

曹庭栋不屑于功名，却性耽于学，"潜心著述者，几五十年"。据其自述，35岁北上帝都南还后，即杜门键户，专以读书写作为务，曾自题书室曰"面西一几南窗下，三十年来坐榻穿"。平生纂述甚富，据不完全统计，至少有 27 种之多。已经刊行收入《四库全书》的有《宋百家诗存》28 卷，收入《四库全书存目》的有《易准》4 卷、《孝经通释》10 卷、《逸语》10 卷、《昏礼通考》25 卷、《琴学内篇》1 卷、《外篇》1 卷、《产鹤亭诗集》7 卷及《老老恒言》5 卷等 7 种。此外，尚有《永宇溪庄识略》6 卷、《述母德诗》1 卷、《题画兰百咏》1 卷、《数珠解》等。未能刊行者有《幽人面目谱》3 卷、《火珠林遗意》4 卷、《蓍测》6 卷、《隶通》2 卷、《草书体势会通》2 卷、《格致略始》若干卷、《古逸诗》2 卷、《杂文稿》4 卷，以及《兰言集》《六圃》《魏塘纪胜》《续魏塘纪胜》《魏塘人物志》等。另有《经义异同》，与其弟庭枢合纂，惜未完稿。

曹庭栋之所以绝意举业，杜门著述，可能与他的身世命运有关。曹氏虽然出身鼎贵之家，但他个人的成长之路却并不顺利，身体、婚姻、子嗣，都有不如意之处，甚至让人扼腕叹息。这在他的《永宇溪庄识略·识阅历》中有充分的反映。身体方面，3 岁"病嗽，羸怯，骨立"，俗称"童子痨"，幸得草医救治；14 岁，"春初，病肺，父命遣至平湖母姨家读书养病"；16 岁"腰痛疾作"；56 岁，"患头眩，延医治之"，无效。自阅方书，服之亦无效。尝赋诗有"读易始知占尚德，学医翻信药无功"之句，无奈之情跃然纸上；73 岁"终年屏迹，谢绝酬应"；74 岁，"薄病缠绵，终日独坐卧室"；77 岁，"是岁宅内另构密室，颜曰'观妙'。终日起居于此，不见客，并不窥园"。可见其少年体弱不强，老年衰病缠身。婚姻子嗣方面，19 岁成婚，原配陈氏，7 年后旋即"病殁"；27 岁继娶郭氏，惜无嗣出；40 岁纳姜吴氏，44 岁时妾生一子，半岁即以痘殇，致有"命也"之叹，"不敢下滴泪，后忽发眼疾，干涩作痛"。此外，他 29 岁丧父，43 岁弟殁，58 岁失母，家中叔侄妇媳早殇者众多，难免使他哀叹命运之无常。本书就是他 74 岁卧病时所写，"爰于卧室呻吟之余，随事随物留心体察，间披往籍，凡有涉养生者，摘取以参得失，亦只就起居寝食琐屑求之"的老年养生之作，故名《老老恒言》；是一个衰病老人写给老年人看的书，体现了作者的仁心善意。

二、主要学术思想

本书内容，其自刻本目次前略有介绍，谓"书凡五卷，前二卷详晨昏动定之宜，次二卷列居处备用之要，末附《粥谱》一卷，借为调养治疾之需，老老之法略具于此"。这里的"晨昏动定"，除了日常起居盥洗、行立坐卧之外，还包括饮食安排、精神消遣、待人接物及防疾慎药之道，内容十分丰富。而"居处备用"，则主要指书房摆设及衣着之饰、卧室床第之品，类例分明，征引简约。卷五专为《粥谱》，简要交代择米择水之法及火候食候之宜，收入食养粥方100首。

《老老恒言》虽是一部汇集各家养生方法经验的笔记体著作，但作者基于自己对生命的体悟和对养生之道的理解把握，紧紧围绕老年人自养与奉养的核心主题，并充分结合老年人自身特点，旁征博引，从300多家文献中撷英取华，判以己意，"欲得所以老之法"，以"俾老者起居寝食，咸获康宁之福"，有着明确的目的和鲜明的学术特点。

1. 以中医理论为指导

曹庭栋并非医生，却精通医理，书中所述老老之法，无论是本诸前人者，还是出诸己见者，或引经据典，或摘录时议，均能阐其医理，豁其意蕴，使人知其老之法更知其所以老之法。如关于不寐的病机，《安寝》云："少寐乃老年大患。《内经》谓卫气不得入于阴，常留于阳，则阴气虚，故目不瞑。……邵子曰：寤则神栖于目，寐则神栖于心。"其既征引《黄帝内经》的话，又采录邵雍的解释，意图把不寐的原因讲清楚。如关于调息静坐的机制，《燕居》云，"心者神之舍，目者神之牖。目之所至，心亦至焉。《阴符经》曰：机在目。《道德经》曰：不见可欲，使心不乱。"默坐的原理，就是"降心火入于气海，自觉遍体和畅"。如关于情绪调控，曹氏在书中指出："人借气以充其身，故平日在乎善养，所忌最是怒。怒心一发，则气逆而不顺，窒而不舒，伤我气，即足以伤我身。"其他如"头为诸阳之首，故"冬宜冻脑"，"卧不覆首"；"腹为五脏之总，故腹本喜暖。老人下元虚弱，更宜加意暖之"；"面为五脏之华，频洗所以发扬之"；"大呼大笑，耗人元气"等。凡所引为养老之法者，皆从中医立言，寻其理据，不敢凿空，读来平实公允，令人信从。

2. 以顺应自然为法则

曹庭栋认为，"养生之道，惟贵自然"。所谓"自然"不仅要遵循四时阴阳变化的规律，"阴阳俱不可违时，必顺四时而调寒暑"，还要适应老年社会的价值追求，定心安命，不妄想，不贪求，不争名，不争利，不论是非长短，而且更重要的是要顺从几十年养成的日常生活习惯，不要刻意为养生而养生，甚至要率性一些，率真一些。比如老年人饮食，"无论四时，五味不可偏多"，"五味克五脏，乃五行自然之理"，而不必拘泥于"春多酸，夏多苦，秋多辛，冬多咸"的说法，只求"能各得其味，适于口，亦适于胃"。眠起则以"倦则卧，醒则起"为原则，不必强求"夜卧早起"或"早卧晚起"，认为"倦欲卧而勿卧，醒欲起而勿起，勉强转多不适"，"日出而作，日入而息，昼动夜静，乃阴阳一定之理，似不得以四时分别"。衣着则"着衣戴帽，适体而已"，即使是待人接客，也以便服为宜，否则"不特脱着为烦，寒温亦觉顿易"，难免有碍健康。老人锻炼，亦以自然舒适为度，时间、强度均不可硬性规定。即如散步，"散而不拘之谓，且行且立，且立且行，须得一种闲暇自如之态"，不必规定步数多少、步距长短、步速如何，"白云流水如闲步"，方为养神之道。

曹庭栋最反感那种违背天性、为养生而养生的刻意行为，书中常常对那些所谓养生家的不经之说直接提出批评。如卷四《便器》就对明代李日华《六砚斋三笔》强忍大便的说法提出不同意见。书中记载："《六砚斋三笔》曰：'养生须禁大便泄气。值腹中发动，用意坚忍，十日半月，不容走泄，久之气亦定。此气乃谷神所生，与真气为联属，留之则真气得其协助而日壮。'愚谓频泄诚耗气，强忍则大肠火郁。孙思邈曰：'忍大便，成气痔。'况忍愈久，便愈难，便时必至努力，反足伤气。"为此，曹氏提出："养生之道，惟贵自然，不可纤毫着意，知此思过半矣。"作者之所以能享高寿，金安清序称他"不事药饵，不希导引，惟以自然为宗，故能颐养天和，克享遐寿。"

3. 以清静省心为首务

清静是适合老年人身心特点的养生法门。清就是心无杂念，无欲无求。清是静的前提，静就是神安心定。曹庭栋根据《黄帝内经》的思想，明确提出"养静为摄生首务"的主张。卷二《燕居》说："五官之司，俱属阳火，精髓血脉，则阴精也，阴足乃克济阳。《内经》曰：阴精所奉其人寿，阳精所降其人夭。降者，降伏之降。阴不足而受阳制，立见枯竭矣。养静所以养阴，正为动时挥运之用。"养静的目的就是养阴以济阳，维持阴阳平衡。至于如何来养静，曹庭栋认为关键在于节情寡欲。《燕居》说："少视听，寡言笑，俱足宁心养神，即却病良方也。《广成子》曰：无视无听，抱神以静，形将自正。"卷一《安寝》则把去除杂念作为入寝安眠的良方，指出："神统于心，大抵以清心为切要。然心实最难把捉，必先平居静养。入寝时，将一切营为计虑，举念即除，渐除渐少，渐少渐无，自然可得安眠。若终日扰扰，七情火动，辗转牵怀，欲其一时消释得乎？"养静之法固然在于内心的宁静，但也可通过外在的调息静坐等形式来实现。卷一《昼卧》说："坐而假寐，醒时弥觉神清气爽，较之就枕而卧，更为受益。然有坐不能寐者，但使缄其口，闭其目，收摄其心神，休息片时，足当昼卧，亦堪遣日。"卷一《夜坐》也说："日未出而既醒，夜方阑而不寐，老年恒有之。黄昏时如辙就寝，则愈不能寐，必坐有顷。坐时先调息以定气，塞聪掩明，屏除杂想，或行坐功运动一番。《亢仓子》曰：体合于心，心合于气，气合于神，神合于无。夜坐如此，即安睡之妙诀。"

为了帮助老年人达到养静的目标，曹庭栋除了《燕居》的论述之外，紧接着又设立《省心》专篇，对清静养心的原理及操控之法进行更为详尽的阐释。所谓"省心"，无非是自我审视，简约心思而已。人到老年，凡事基本定局，要以过来人的心态正确看待世事的变迁流转，不怨天，不尤人，不做非分之想，明白知止不殆、知足不辱的道理，从而定心气而安命运。为此，曹庭栋反复申说："老年人多般涉猎过来，其为可娱可乐之事，滋味不过如斯，追忆间，亦同梦境矣。故妄想不可有，并不必有，心逸则日休也。""世情世态，阅历久，看应烂熟，心衰面改，老更奚求？"所以老年人"相对闲谈，偶闻世事，不必论是非，不必较长短，慎尔出话，亦所以定心气"，否则，徒增怨憎而已。此外，奉身节俭，食取称意，衣取适体，既得称老，获福已厚，更须懂得珍惜。

4. 以起居寝食为重点

道不在烦，养生之法千端万绪，无外身心二字；道不在远，养生之为，不过起居寝食之间尔。曹庭栋认为，养老之事，绝非神秘的玄学，不必故作高深，只不过是日常生活的合理安排而已。他非常推崇张耒的观点，"大抵养生求安乐，亦无深远难知之事，不过起居寝食之间尔"。他编纂此书，"亦只就起居寝食琐屑求之，《素问》所谓适嗜欲于世俗之常，绝非谈神仙讲丹药之异术也"。不仅资料来源十分广泛，涉及 300 多种书籍，而且取舍选择饱含了作者对生命的感悟体验和对生活的经验积累，是一位 75 岁老人的人生总结。书中所载内容，大都细致真切、详实具体、通俗易懂，具有很强的操作性。如谈起居，不外行立坐卧、待客出门之事宜，而以安寝晨兴为提纲，要之，即起居有常，不妄作劳；谈饮食，不外饥饱有度、口胃适宜而已。诚如作者所说："衣食二端，乃养生切要事。然必购珍异之物，方谓于体有益，岂非转多烦扰？食但慊其心所欲，心欲淡泊，虽肥浓亦不悦口；衣但安其体所习，鲜衣华服，与体不相习，举动便觉乖宜。所以食取称意，衣取适体，即是养生之妙药。"总之，本书所载皆是生活之常识，只是一般人日用而不知也。金安清序称："此《老老恒言》二卷，乃自言其养生之道，慎起居，节饮食，切切于日用琐屑，浅近易行。而深味之，古今至理，实已不外乎此，引证书至数百种，可谓博而约矣。"

5. 以防疾慎药为警惕

预防疾病始终是中医养生的基本任务，老年养生更需留意，不可一日轻视。本书卷二《防疾》，对男女之欲、五劳所伤、时疫不正之气、窗隙门缝之风以及酷热严寒之邪毒等致病之由，均提出了防患之策，既体现了中医治未病理念在健康养老领域的应用，也反映出中华民族传统文化意蕴的忧患意识是无处不在的。

医药扶持固然是老年养生的应有之事，但用药如用兵，尤其是老年体衰，不胜药力，攻补两难，更需慎之又慎。曹庭栋的观点非常值得重视，他在卷二《慎药》中说："方药之书，多可充栋，大抵各有所偏，无不自以为是。窃考方书最古者，莫如《内经》，其中所载方药，本属无多，如不寐用半夏秫米汤，鼓胀用鸡矢醴，试之竟无效，他书可知。总之，同一药而地之所产各殊，同一病而人之禀气又异，更有同一人，同一病，同一药，而前后施治，有效有不效，乃欲于揣摩仿佛中求其必当，良非易事，方药之所以难于轻信也。"

正是在这种不可轻信方书的观念影响下，作者更倾向于老年疾患当以食疗为首，不必汲汲于药物治疗。他说："老年偶患微疾，加意调停饮食，就食物中之当病者食之。食亦宜少，使腹常空虚，则经络易于转运，元气渐复，微邪自退，乃第一要诀。"又说："虽扶衰补弱，固药之能事，故有谓治已病，不若治未病。愚谓以方药治未病，不若以起居饮食调摄于未病。"曹庭栋的这些观点，无疑是很有见地的。

6. 以粥食颐养为特色

推崇粥食，创编《粥谱》，这是曹庭栋的一个创新之举，也是《老老恒言》的一大特色。卷五《粥谱说》开篇即言："粥能益人，老年尤宜，"书中提到"老年有竟日食粥，不计顿，饥即食，亦能体强健，享大寿"，充分肯定了粥食养老的作用。就调养而论，粥宜空心食，卷一《晨兴》载："每日空腹，食淡粥一瓯，能推陈出新，生津快胃，所益非细。"空腹食粥是健康养老的一大妙诀。作者还认为，病中食粥更是调理脾胃的好方法，指出"病中食粥，宜淡食，清火利水，能使五脏安和，确有明验，患泄泻者尤验。《内经》曰：胃阳弱而百病生，脾阴足而万邪息。脾胃乃后天之本，老年更以调脾胃为切要。"

正是基于这种经验基础，同时又感于煮粥之方甚多而散见杂出，方不一例，"不经汇录而分别之，查检既嫌少便，亦老年调治之缺书也。"于是选录粥方百首，分为上中下三品，其中不乏作者的经验之方，其目的"惟务有益而兼适于口，聊备老年之调治。"自此，粥方成为老年养生的重要内容。清末黄云鹄著《粥谱》，载药粥247方，更加扩充了药粥的内容，称"以贻世之养老及自养者，俾知食粥之益"。

三、学习要点

1. 了解本书特色

《老老恒言》是由一位衰病老人写给老年朋友自我保养的书。作者在74岁卧病呻吟之际，捃拾300多种著作中有关老年葆摄的资料，结合自己的生活经验，间以提示评点，常有出人意表之见解。因此本书最大的特点是充分切合老年人的养生实际，无论是精神情志调摄，还是日常起居保养，均能根据老年人的身心特点，设身处地提出种种起居安排的方案，大有"己欲立而立人，己欲达而达人"的仁心慧见。用现在的话来说，本书是最适合老年人的养生读物，可以当作"六十寿礼"而珍重把玩，让老年生活积极康宁，以期达到更高的寿域。

2. 掌握本书重点

曹庭栋自序中说得很清楚，他十分赞同宋代张耒的观点，认为养生求安乐，只就起居寝食之间琐屑求之。因此本书的重点内容是日常起居与饮食调摄，即平时的生活行为与方式，如何合乎养生保健的要求。其中，卷1~2主要讲日常生活中坐立行卧、沐浴盥洗、待人接物以及饮食食物、防病用药之道，既是世俗之常，而又有日用不知的奥妙，只要细心体悟，认真总结，就能使自己的行为方式更合乎老年人生命与生活的规律；卷3~4主要讲书房卧室的环境布置、衣着服饰、寝卧床具的质地与佩戴使用要求，既有老年人精致生活、享受生活的理念支配，又有老年人顺应自然、随物赋缘、返璞归真、简单朴素的思想指归，对于建设积极老龄化社会，很有指导价值。

3. 重视粥养之道

以粥养老，渊源甚久。《礼记·月令》规定："仲秋养衰老，授几杖，行糜粥饮食。"而药粥的发明也很早，马王堆汉墓出土医书中的"青粱米粥"，《史记》中的"火齐粥"，是较早记载的药粥方。此后，张仲景、葛洪、孙思邈在他们的著作中都载有不少的药粥方。宋代以后，药粥方在《太平圣惠方》《圣济总录》《本草纲目》《遵生八笺》《普济方》等本草方书中，或散载，或类聚，甚至还有了系统收集药粥方的意识，如《普济方》所收药粥方就有180首。粥以养生虽不是《老老恒言》的发明，但以"粥谱"聚方，确是曹庭栋的创获。曹氏将所集

100 首粥方分为上、中、下三品，除少数加入药材外，大都是药食两用或是纯粹的食材，多为食养之方。特别是曹氏的《粥谱说》，对粥食的制作有非常精要的说明，把米水的选择、火候的把握，以及食粥的宜忌，交代得一清二楚。因此读此书者，不仅可以从《粥谱》中选择适合自己的粥方，还可以按照《粥谱说》的要求，把粥煮得更地道更精美，达到"只将食粥致神仙"的效果。

蒋力生　叶明花

2020 年 6 月

1. 版本选择。《老老恒言》传本颇多，主要有：初刻本，即乾隆三十八年癸巳（1773）作者自刻本；清同治九年庚午（1870）重刻本，金安清序，称宝善堂刻本；光绪四年戊寅（1878）秀水孙氏望云仙馆刻本；1928年上海鸿章书局文瑞楼石印本（易名为《养生随笔》）。

此次整理点评，以乾隆三十八年自刻本为底本，主校本为清同治九年金安清序重刻本。有关内容，参校征引文献的通行本。

2. 原书底本为繁体竖排，今改为简体横排，繁体字改为简化字，正文中夹有小字注时仍为小字排版；原书行文格式中"右件""右以""右为""右如"等"右"字，径改为"上"。

3. 采用现代标点方法，对全书进行标点。方药中的药名中间空一格，不加标点；药名后夹注说明拣择制作及分量等小字时，首字顶格药名，句末不加标点。

4. 校勘以对校、本校为主，辅以他校，慎重使用理校。凡底本有误者，从校本改后出注；文字互异者，不改底本，出注说明。具体校勘时，根据下列文字现象，区别处理：①凡底本因写刻时笔画小误所致的错别字，径改不出注；非写刻时笔画小误所致的错别字，径改并出注说明。②现已废除的异体字，径改不出注；现仍保留的异体字，保留原字，出注说明。③俗体字，径改为规范正体字，不出注。④通假字、古今字，保留原字，出注说明。多次出现者，只在首见时说明，余不加注。⑤凡脱、衍、残、疑或避讳字，或径补，或径删，或径改，或保留原字，均出注说明。

5. 注释简明扼要，通俗易懂，不做训诂考据，不出疏证。凡疑难生僻字，加以注音和解释，注音用汉语拼音加同音字的方法，并在所注字后加括号显示。凡名物典故、征引文献，仅简要释义，或简介人物年代、里籍、仕履，或指明出处，不做深入阐述。

6. 点评针对要点、关键点展开，突出特色，点到为止。

老老恒言序 | ◉

　　孟子言①：老吾老，以及人之老②。庭栋久失怙恃③，既无吾老之可老。今吾年七十有五，又忽忽不觉老之及吾，宜④有望于老吾者之使吾克遂⑤其老也。嗣孙⑥应谷，年甫弱龄⑦，未能老吾之老，并不知吾之老，吾惟自知其老，自老其老而已。老之法，非有他也，宋张耒⑧曰：大抵养生求安乐，亦无深远难知之事，不过起居寝食之间尔。昨岁壬辰⑨，自秋而冬，以迄⑩今春，薄⑪病缠绵，动多拂意⑫，

---

　　① 孟子（约前372年—前289年）：姬姓，孟氏，名轲，战国时期邹国（今山东邹城市）人。伟大的思想家、教育家，儒家学派的代表人物，与孔子并称"孔孟"。

　　② 老吾老，以及人之老：尊敬自己家族的长辈，从而推广到尊敬别人家族的长辈。出自《孟子·梁惠王上》。

　　③ 怙恃：代指父母，《诗·小雅·蓼莪》："无父何怙，无母何恃。"

　　④ 宜：当然。

　　⑤ 克遂：克，能够。遂，顺心如意。

　　⑥ 嗣孙：过继的孙子。

　　⑦ 年甫弱龄：甫，才，刚刚。弱龄，弱冠之年。此指幼年、青少年。

　　⑧ 张耒（1054—1114）：字文潜，号柯山，亳州谯县（今安徽亳州）人。以下引文出自《张耒集·卷五十记·粥记赠邠老》，文字略出入。

　　⑨ 昨岁壬辰：去年壬辰年。此处壬辰为1772年。

　　⑩ 迄：至，到。

　　⑪ 薄：微少，微薄，浅薄。

　　⑫ 拂意：不如意。

此正老态毕现。欲得所以老之法，能荟萃其类①者，卒罕成书也。爰②于卧室呻吟之余，随事随物留心体察，间披③往籍，凡有涉养生者，摘取以参得失。亦只就起居寝食琐屑④求之，《素问》⑤所谓"适嗜欲于世俗之常"，绝非谈神仙讲丹药之异术也。纵无解于老⑥，亦自成其为老，更无待于老吾者，而所以老之法在是，而吾所以自老其老亦在是。随笔所录，聚之以类，题曰《老老恒言》。其中有力易办者，有力不易办者，有易办而亦非必办者，有不易办而不可不办者，概存其说，遂付梓⑦以公诸世。是即所谓"及人之老"，可各竭其力，各老其老，俾⑧老者起居寝食，咸⑨获康宁之福，竟若不自知其老，优游盛世，以享余年。吾之老与人之老得同为太平安乐之寿民，岂非大幸欤！岂非大幸欤！

乾隆三十八年岁在昭阳大荒落之涂月⑩上浣

慈山居士⑪曹庭栋书于观妙楼

---

① 类：种类。

② 爰：才，于是。

③ 间披：间，间断地，间或。披，翻阅。

④ 琐屑：细碎。

⑤ 《素问》：即《黄帝内经素问》，中医经典著作。适嗜欲于世俗之常：出自《素问·上古天真论》，原为"适嗜欲于世俗之间"。

⑥ 老：赡养。

⑦ 付梓：指书稿雕版印行。梓，经雕制以印书籍的木板，引申为印刷。

⑧ 俾（bǐ 笔）：使。

⑨ 咸：全，都。

⑩ 岁在昭阳大荒落之涂月：指在农历癸巳年的十二月。癸为昭阳，《尔雅·释天》："（太岁）在癸曰昭阳。"巳为大荒落，《尔雅·释天》："在巳曰大荒落。"涂月指农历十二月，《尔雅·释天》："十二月为涂。"

⑪ 慈山居士：作者自号。曹庭栋是浙江嘉善魏塘镇人。母亲70大寿时为成全母亲游山玩水之愿，在自家花园挖池叠山，取名"慈山"，曹庭栋也因此自号"慈山居士"。

老老恒言序

　　吾乡曹慈山先生①，神仙中人也。曹氏自前明迄本朝，家世文学，侍从相继，鼎贵者百余年。己未丙辰②，两次鸿博③。祖子顾少宰④(尔堪)，兄古谦明经⑤(庭枢)，皆就徵⑥。慈山亦为浙抚所延访⑦，而辞之坚，故未与。先生幼有羸疾⑧，俗所谓"童子痨⑨"，终其身未出乡里。家素华腆⑩，不问治生⑪事。天生恬淡，虽博极群书，于经学、史学、词章⑫、考据⑬，无不通，而不屑蹈壇坫⑭。标榜之

---

①　曹慈山先生：即曹庭栋，字楷人，号慈山居士。
②　己未丙辰：己未年、丙辰年。
③　鸿博：指科举考试博学鸿词科。
④　子顾少宰：子顾，人名。少宰，明清吏部侍郎的俗称。
⑤　古谦明经：古谦，人名。明经，明清对贡生的尊称。
⑥　徵：征聘。
⑦　延访：延请求教，请教。
⑧　羸疾：痼疾。
⑨　童子痨：一种儿童疾病。中医指儿童所患的肺结核病，也指其他慢性疾病引起的虚弱症。
⑩　华腆(wǔ 午)：华衣美食。此指家道殷实富裕。
⑪　治生：经营家业，谋生计。
⑫　词章：诗文的总称。
⑬　考据：研究历史、语言等的一种方法。
⑭　壇坫：指文人集会或集会之所。

习，朋俦①绝鲜，声华阒如②。辟③园林于城中，池馆相望，有白皮古松数十株，风涛倾耳，如置身岩壑，终日焚香鼓琴，意志旷远，至九十余乃终。年届大耋④，犹⑤姬侍满前，不事药饵，不希导引，惟以自然为宗，故能颐养天和⑥，克享遐寿⑦。其所学不悖濂洛⑧，不师老庄，亦不旁涉二氏⑨，戛然⑩为一家言。所辑《宋百家诗存》，及讲经各种，皆采入《四库全书》。此《老老恒言》二卷，乃自言其养生之道，慎起居，节饮食，切切于日用琐屑，浅近易行。而深味⑪之，古今至理，实已不外乎此。引证书至数百种，可谓博而约矣。兵燹⑫后板毁，乃为重梓⑬问世。先生当康、雍、乾三朝，为中天极盛之运，以布衣伏处山林，自达天德，同辈中如归愚⑭、随园⑮、箨石⑯、山舟⑰，虽年齿相埒⑱，而身心之泰，视先生远矣。三公⑲万户，莫能易之。

---

① 朋俦：朋辈，伴侣。

② 阒如：寂静貌。

③ 辟：开辟，开垦。

④ 大耋：古80岁曰耋，一说指70岁。故以"大耋"指老年人，或者高龄。

⑤ 犹：仍然，还是。

⑥ 天和：指元气。

⑦ 遐寿：高龄，高寿。

⑧ 濂洛：濂，宋代理学家中"濂溪学派"的简称。洛，洛学。以北宋程颢、程颐为首的学派。

⑨ 二氏：指佛道两家。

⑩ 戛然：形容嘹亮的鸟鸣声。

⑪ 味：辨别味道。引申为体会食物的道理。

⑫ 兵燹(xiǎn 显)：多用为兵火。

⑬ 梓：刊刻，印刷刻板。

⑭ 归愚：即沈德潜，清代诗论家。

⑮ 随园：即袁枚，清代诗人。

⑯ 箨石：即钱载，清代诗人、书画家。

⑰ 山舟：即梁同书，清代书家。

⑱ 埒(liè 列)：相等，等于。

⑲ 三公：古代中央三种最高官衔的合称。

然使他人处先生之镜，或有未甘暗淡①至此，斯其所以为高，斯其所以不可及欤！

同治九年八月同里后学表从甥金安清②谨识于武林舟次

---

① 甘暗淡：甘，情愿，乐意。暗淡，不明显，不鲜明。
② 金安清：原名金国琛，字眉生，号偻斋。浙江嘉善人。

卷一

慈山居士　著

安寝

少寐乃老年大患，《内经》谓"卫气①不得入于阴，常留于阳，则阴气虚，故目不瞑②。"载有方药，罕闻奏效。邵子③曰："寤④则神栖⑤于目，寐⑥则神栖于心。"又曰："神统⑦于心⑧。"大抵以清心⑨为切

---

① 卫气：中医学名词。卫气生于水谷，源于脾胃，出于上焦，行于脉外，其性悍，运行迅速而滑利。具有温养内外、护卫肌表、抗御外邪、滋养腠理、开阖汗孔等作用。
② 瞑：闭目安睡。
③ 邵子(1011—1077)：即邵雍，北宋哲学家，字尧夫，其先祖范阳人，幼随父迁共城（今河南辉县）。屡授官不赴，后居洛阳，谥康节。世称百源先生或康节先生，创立"先天学"，撰有《皇板经世》《伊川击壤集)等。
④ 寤：指睡醒的意思。
⑤ 栖：停留，暂时居住。
⑥ 寐：指睡梦、睡着等。
⑦ 统：主管，率领。
⑧ 心：指心脏。
⑨ 清心：心地恬静，无思无虑。

要，然心实最难把捉，必先平居静养，入寝时将一切营为计虑①，举念②即除，渐除渐少，渐少渐无，自然可得安眠。若终日扰扰，七情③火动，辗转牵④怀，欲其一时消释得乎？

《南华经》⑤曰："其寐也魂交⑥。"养生家曰："先睡心，后睡目。"俱空言拟议⑦而已。愚谓寐有操纵二法：操者，如贯想头顶，默数鼻息，返观丹田⑧之类，使心有所着，乃不纷驰，庶可获寐；纵者，任其心游思于杳渺无朕⑨之区，亦可渐入朦胧⑩之境。最忌者，心欲求寐，则寐愈难，盖醒与寐交界关头，断非意⑪想所及。惟忘乎寐，则心之或操或纵，皆通睡乡之路。

《语》⑫曰："寝不尸⑬。"谓不仰卧也。相传《希夷⑭安睡诀》：左侧卧则屈左足，屈左臂，以手上承头，伸右足，以右手置右股⑮间。右

① 营为计虑：营为，指操劳的事。计虑，是指计议谋虑，出自于《韩非子·主道》。
② 举念：念头刚一起。
③ 七情：即喜、怒、忧、思、悲、恐、惊七种情志变化。
④ 辗转牵：辗转，指反复不定，翻来覆去的样子。出自《后汉书·来历传》。牵，牵连，连累。
⑤ 《南华经》：即《庄子》。战国时庄子及其后学所著，继承和发展老子"道法自然"的观点。
⑥ 其寐也魂交：出自《庄子·内篇·齐物论》。意谓在梦中精神交接。
⑦ 拟议：揣度议论。
⑧ 返观丹田：返观，亦作"反观"。谓用心和理去观察。丹田，原是道教修炼内丹中的精气神时用的术语。这里指人体部位名，在脐下三寸。
⑨ 杳(yǎo 咬)渺无朕：杳渺，悠远，渺茫貌。朕，预兆、迹象。
⑩ 朦胧：模糊不清。
⑪ 意：心意、意图。
⑫ 《语》：即《论语》，儒家基本经典之一，为孔子言行的记录，共20篇。内容包括孔子谈话、答弟子问及弟子之间的相互谈论。
⑬ 寝不尸：见《论语·乡党》，意思是睡姿不能尸卧位。
⑭ 希夷：指陈抟。五代末宋初道教学者、道士，号希夷先生。
⑮ 股：大腿，自胯至膝盖的部分。

侧卧反是。半山翁①诗云："华山处士②如容③见，不觅仙方④觅睡方。"此果其睡方耶？依此而卧，似较稳适，然亦不得太泥⑤，但勿仰卧可也。

《记·玉藻》⑥曰："寝恒东首。"谓顺生气⑦而卧也。《保生心鉴》⑧曰："凡卧，春夏首向东，秋冬首向西。"愚谓寝处必安其常，《记》所云"恒"也，四时⑨更变，反致不安。又曰："首勿北卧⑪。"谓避阴气⑫。《云笈七签》⑬曰："冬卧宜向北。"又谓乘旺气⑭矣。按：《家语》⑮曰："生者南向，死者北首⑯，皆从其初⑰也。"则凡东西设床者，卧以南首为当。

---

① 半山翁：此指陆游。下引诗文见陆游《剑南诗稿》卷七"午梦"。

② 华山处士：指宋代陈搏。

③ 容：容许，许可。

④ 仙方：传说中神仙所赐的药饵。

⑤ 泥：拘泥古代的制度和说法，不根据具体情况加以变通。

⑥ 《记·玉藻》：《礼记》由西汉戴圣对秦汉以前汉族礼仪著作加以辑录、编纂而成，共49篇。《玉藻》是礼记中的第13篇，是记述礼制的章篇之一。

⑦ 生气：使万物生长发育之气。

⑧ 《保生心鉴》：明朝铁峰居士撰，为养生类著作，分修真要诀、养生总论、活人心法三部分。

⑨ 四时：指一年的春、夏、秋、冬四季。

⑩ 安：安心。

⑪ 首勿北卧：《备急千金要方·道林养性》云："头勿北卧，及墙北勿安床"。

⑫ 阴气：寒气，肃杀之气。

⑬ 《云笈七签》：道教类书，北宋张君房编，122卷。

⑭ 乘旺气：乘，凭借，利用。旺气，旺盛的生命力、活力。

⑮ 《家语》：指《孔子家语》。最早著录于《汉书·艺文志》，凡27卷，孔子门人所撰，是关于孔子及其弟子言行的资料汇集。

⑯ 生者南向，死者北首：语出自《礼记·礼运》之"故死者北首，生者南乡，皆从其初"。

⑰ 皆从其初：谓此等礼制来自上古中古，不是现代之礼俗。

卧不安，易多反侧①，卧即安。醒时亦当转动，使络脉②流通。否则半身板重③，或腰肋痛，或肢节酸者有之。按：释氏④戒律，卧惟右侧，不得转动，名吉祥睡⑤。此乃戒其酣寐⑥，速⑦之醒也，与老年安寝之道正相反。

胃方纳食⑧，脾未及化，或即倦而欲卧，须强耐之。《蠡海集》⑨曰："眼眶属脾，眼开眶动，脾应之而动。"又曰："脾闻声则动，动所以化食也。"按，脾与胃同位中州⑩，而膜联胃左，故脉居右而气常行于左。如食后必欲卧，宜右侧以舒脾之气。《续博物志》⑪云："卧不欲左胁。"亦此意。食远则左右胥⑫宜。

觉须手足伸舒，睡则不嫌屈缩⑬。《续博物志》云"卧欲足缩是也。至冬夜，愈屈缩则愈冷。"《玉洞要略》⑭曰："伸足卧，一身俱暖。"试之极验⑮。杨诚斋⑯《雪诗》云："今宵敢叹卧如弓。"所谓愈屈缩愈冷，非耶？

就寝即灭灯。目不外眩⑰，则神守其舍。《云笈七签》曰："夜寝

① 反侧：身体翻来覆去，形容睡卧不安。
② 络脉：中医指人体由经脉分出的大小分支。
③ 板重：沉重。
④ 释氏：指佛教。
⑤ 吉祥睡：古人认为，侧卧以向右为佳，称为吉祥睡。
⑥ 酣寐：熟睡，沉睡。
⑦ 速：催促。
⑧ 纳食：进食。
⑨ 《蠡海集》：宋代王逵撰。
⑩ 中州：本指九州之中，即中原河南一带，此指人体中部。
⑪ 《续博物志》：古代中国文言笔记小说集。旧本题宋代李石撰。
⑫ 胥：都，全。
⑬ 屈缩：使弯曲。
⑭ 《玉洞要略》：宋代张杲撰。
⑮ 验：有效果。
⑯ 杨诚斋(1124—1206)：即杨万里，字延秀，号诚斋。南宋吉州吉水(今江西吉安市)人。诗人，著有《诚斋集》。
⑰ 眩：眼花，看不清楚。引申为迷惑，迷乱。

燃灯，令人心神不安①。"《真西山卫生歌》②曰："默寝暗眠神晏如③。"亦有灭灯不成寐者，锡制灯龛④，半边开小窦⑤以通光，背帐置之，便不照耀及目。

寝不得大声叫呼。盖寝则五脏⑥如钟磬不悬，不可发声。养生家谓多言伤气，平时亦宜少言，何况寝时！《玉笥要览》⑦曰："卧须闭口，则元气不出⑧，邪气不入⑨。"此静翕⑩之体，安贞⑪之吉也。否则令人面失血色⑫。

头为诸阳之首，《摄生要论》⑬曰："冬宜冻脑⑭。"又曰："卧不覆首。"有作睡帽者，放空其顶，即冻脑之意。终嫌太热，用轻纱⑮包额，如妇人包头式，或狭或宽，可趁⑯天时，亦惟意所适⑰。

腹为五脏之总，故腹本喜暖。老人下元⑱虚弱，更宜加意暖之，办兜肚，将蕲艾⑲捶软铺匀，蒙以丝绵，细针密行，勿令散乱成块。

---

① 心神不安：意思是心里烦躁，精神不安。
② 《真西山卫生歌》：养生歌诀，南宋·真德秀撰。
③ 晏如：安定，安宁，恬适。
④ 灯龛：灯笼，内有烛灯的小盒子。
⑤ 窦：孔，洞。
⑥ 五脏：指心、肝、脾、肺、肾五种器官。
⑦ 《玉笥要览》：丘处机（1148—1227）著。
⑧ 元气：中医学名词。人体的正气，与"邪气"相对。
⑨ 邪气：中医指伤人致病的因素。
⑩ 静翕(xī 西)：翕，闭合。《周易·系辞》："夫坤，其静也翕。"
⑪ 安贞：静而正，《周易·坤》："安贞吉"。
⑫ 血色：指皮肤健康红润的颜色。
⑬ 《摄生要论》：吴胐(fěi 匪)著。吴胐，明末清初山水画家，生卒不详。
⑭ 冻脑：即不要捂着头脑。
⑮ 轻纱：指又轻又柔的纱。
⑯ 趁：顺应。
⑰ 适：适宜，舒适。
⑱ 下元：中医指肾气。
⑲ 蕲艾：蕲州所产的艾。

夜卧必需，居常亦不可轻脱。又有以姜、桂及麝①诸药装入，可治腹作冷痛。段成式②诗云："见说③自能裁衵肚，不知谁更着帩头④。"注：衵肚，即今之兜肚。

兜肚外再加肚束，腹不嫌过暖也。《古今注》⑤谓之腰彩。有似妇人袜胸⑥，宽约七八寸，带系之。前护腹，旁护腰，后护命门⑦，取⑧益良多，不特⑨卧时需之。亦有以温暖药装入者。

解衣而寝，肩与颈被覆难密。制寝衣如半臂⑩，薄装絮，上以护其肩，短及腰，前幅中分，扣钮如常，后幅下联横幅，围匝腰间，系以带，可代肚束⑪，更缀领以护其颈。颈中央之脉，督脉⑫也，名曰风府⑬，不可着冷。领似常领之半，掩其颈后，舒其咽前，斯两得之矣。穿小袄卧，则如式作单者加于外。《说丛》⑭云："乡党⑮必有寝衣，长一身有半。"疑是度其身而半之，如今着小袄以便寝，义亦通。

---

①　麝：指麝香，性味辛、温，有开窍醒神，活血通经、消肿止痛的功效。

②　段成式（约 803—863）：字柯古。唐齐州临淄（今山东临淄）人。少工诗，有文名。著有《酉阳杂俎》。

③　见说：听说。

④　帩头：古代男子束发用的巾。

⑤　《古今注》：是一部对古代和当时各类事物进行解说诠释的著作。由晋·崔豹撰。崔豹，字正熊，一作正能，惠帝时官至太傅。

⑥　袜胸：俗称肚兜。

⑦　命门：中医名词。一般指右肾。

⑧　取：取得，获得。

⑨　特：仅，只，不过。

⑩　寝衣如半臂：寝衣，睡衣。半臂，短袖或者无袖上衣。

⑪　肚束：勒紧腰带。

⑫　督脉：中医学名词。奇经八脉之一，为人体中央贯彻上下之脉。

⑬　风府：人体经穴名。位于项正中线，入后发际一寸。主治头痛、项强、眩、衄、风等。

⑭　《说丛》：即谭氏《论语说丛》，见本书引用书目。以下引文见《论语·乡党》。

⑮　乡党：乡里。

【点评】本章主要阐述的是老年人睡眠应注意的事项。寐少，是老年人比较忧虑的事情，所以曹庭栋提出了操纵二法，通过调节心神来增强睡意。睡姿可以随意，不用拘泥，但勿仰卧。睡觉方向要保持相对的稳定，不宜常变动。躺着时，转动身体，可使经脉通畅。尚未消化时，尽量不睡觉，以免影响脾胃运化。如食后必须睡，宜向右侧以舒缓脾气。就寝时应关灯，使神守其舍。睡前不宜大声叫呼，以免多言伤元气。睡觉时不要蒙着头。老年人腰腹喜暖，夜卧注意护腰、护腹、护肩颈，以免受寒。

晨兴①

老年人往往天未明而枕上已醒，凡脏腑有不安处，骨节②有酸痛处，必于此生气③时觉之。先以卧功次第行数遍<small>卧功见二卷《导引》内</small>，反侧至再④，俟日色到窗，方可徐徐⑤而起。乍起慎勿即出户外，即开窗牖⑥。

春宜夜卧早起，逆之则伤肝；夏同于春，逆之则伤心；秋宜早卧早起，逆之则伤肺；冬宜早卧晏起⑦，逆之则伤肾。说见《内经》⑧，

---

① 兴：《说文》：兴，起也。
② 骨节：骨头的关节。
③ 生气：阳气生发。
④ 再：第二次。
⑤ 徐徐：慢慢地。
⑥ 窗牖：窗户。
⑦ 晏起：晚起。
⑧ 说见《内经》：说见，指说法来源。《内经》，即《黄帝内经》，是中医现存成书最早的一部医学典籍。

养生家每引以为据。愚谓倦欲卧而勿卧，醒欲起而勿起，勉强转多不适。况乎日出而作，日入而息，昼动夜静，乃阴阳①一定之理，似不得以四时②分别。

冬月将起时，拥被披衣坐少顷③。先进热饮，如乳酪、莲子、圆枣汤之属，以益脾；或饮醇酒④，以鼓舞胃气⑤，乐天诗所谓"空腹三杯卯后酒⑥"也。然亦当自审其宜。《易·颐卦》⑦象曰："观颐⑧，观其所养也，自求口实，观其自养也。"

晨起漱口，其常也。《洞微经》⑨曰："清早口含元气⑩，不得漱而吐之，常以津漱口，即细细咽津⑪。"愚谓卧时终宵呼吸，浊气上腾，满口黏腻⑫，此明证⑬也。故去浊生清，惟漱为宜。仲贤《馀话》⑭曰："早漱口不若将卧而漱，然兼行之亦无不可。"

漱用温水，但去齿垢⑮。齿之患在火，有擦齿诸方，试之久俱无效。惟冷水漱口习惯，则寒冬亦不冰齿，可以永除齿患。即当欲落

---

① 阴阳：指宇宙自然的根本规律。
② 四时：指春夏秋冬四季。
③ 少顷：片刻，一会儿。
④ 醇酒：味厚的美酒。
⑤ 胃气：中医指胃的生理功能及其精气。
⑥ 空腹三杯卯后酒：出自白居易《闲乐》。卯后，早晨 7 点以后。
⑦ 《易·颐卦》：易，指《周易》，我国古代五经之一。颐卦，卦名。周易第二十七卦，震下艮上。象传称"君子以慎言语，节饮食"，故颐卦有养生之意蕴。
⑧ 观颐：谓观察研究养生之道。
⑨ 《洞微经》：即《上清大洞真经》中的《上清六阴洞微经》。
⑩ 元气：泛指宇宙自然之气。
⑪ 咽津：咽口水。形容思食之切。
⑫ 口黏腻：自觉口舌黏腻，涩滞不爽，甚至食不知味的表现。
⑬ 明证：明显的证据。
⑭ 《馀话》：疑即陈仲言《馀话》，见本书引用书目。
⑮ 齿垢：覆盖在牙齿表面的黏性薄膜或垢物。

时，亦免作痛。鬃①刷不可用，伤辅②肉也，是为齿之祟③。《抱朴子》④曰："牢齿之法，晨起叩齿三百下为良。"

日已出而霜露未晞⑤，晓气清寒，最易触人。至于雾蒸如烟，尤不可犯。《元命包》⑥曰："阴阳乱则为雾。"《尔雅》⑦曰："地气发，天不应，曰雾。"《月令》⑧曰："仲冬⑨行夏令，则氛雾冥冥。其非天地之正气⑩可知。更有入鼻微臭，即同山岚之瘴⑪，毒弥甚焉！"《皇极经世》⑫曰："水雾黑，火雾赤，土雾黄，石雾白。"

每日空腹食淡粥一瓯⑬，能推陈致新⑭，生津快胃，所益非细。如杂以甘咸之物，即等寻常饮食。杨子云⑮《解嘲文》云："大味必淡。"《本草》载有《粥记》⑯，极言空腹食粥之妙。陆放翁⑰诗云："世人个个学长年，不悟长年在目前；我得宛邱平易法⑱，只将食粥致神仙。"

---

① 鬃（zōng 总）：马颈上的长毛。

② 辅：面颊。

③ 祟：原指鬼神作怪，后引申指隐患。

④ 《抱朴子》：道教典籍，晋代葛洪著。

⑤ 晞（xī 西）：干燥。

⑥ 《元命包》：指《春秋元命苞》，西汉纬书。

⑦ 《尔雅》：儒家的经典之一，是中国古代最早的词典。

⑧ 《月令》：即《礼记·月令》。

⑨ 仲冬：冬季的第二个月，即农历十一月。

⑩ 正气：充塞天地之间的至大至刚之气。

⑪ 山岚之瘴：高山地区的不正常气候，容易引起疾病，故称瘴气。

⑫ 《皇极经世》：古代术数书，北宋易学家邵雍所著。

⑬ 瓯（ōu 欧）：盆盂一类的瓦器。

⑭ 推陈致新：指机体内的新陈代谢。

⑮ 杨子云（公元前53—18）：即杨雄，字子云。西汉蜀郡成都（今四川成都）人。西汉著名学者。

⑯ 《粥记》：指《本草备要·谷菜·粳米》。

⑰ 陆放翁（1125—1210）：即陆游，字务观，号放翁，南宋山阴（今浙江绍兴）人。

⑱ 宛邱平易法：指张耒《宛邱集》中倡导的食粥法。张耒，人称宛丘先生。

清晨略进饮食后，如值日晴风定，就南窗下，背日光而坐，《列子》①所谓"负日之暄②"也。脊梁得有微暖，能使遍体和畅。日为太阳之精③，其光壮人阳气④，极为补益⑤。过午阴气⑥渐长，日光减暖，久坐非宜。

长夏晨兴⑦，勿辄进食以实胃。夏火盛阳⑧，销铄⑨肺阴，先进米饮以润肺。稼穑⑩作甘，土能生金也。至于晓气清凉，爽人心目，惟早起乃得领略。寒山子⑪曰："早起不在鸡鸣前"，盖寅⑫时初刻，为肺生气之始，正宜酣睡⑬；至卯⑭气入大肠，方可起身，稍进汤饮；至辰⑮气入胃，乃得进食，此四时皆同。

【点评】本章节阐述的是老年人早晨醒后的注意事项。老年人作息时间应顺应阴阳消长，春、夏宜夜卧早起，秋宜早卧早起，冬宜早卧晚起。醒后不宜立即起床，可躺着练习卧功，待天亮，才可慢慢坐起。漱口用冷水及晨起叩齿，可使牙齿坚固。冬日早

---

① 《列子》：道家著作。传为战国时列御寇著。
② 负日之暄：背晒太阳。
③ 日为太阳之精：《晋书·天文志》："日为太阳之精，主生恩德。"
④ 阳气：中医学名词。指具有温养组织脏器、维持生理功能和固卫体表等作用，并充盈于周身之气。
⑤ 补益：帮助，增益。
⑥ 阴气：寒气，肃杀之气。
⑦ 晨兴：早起。
⑧ 盛阳：旺盛的阳气。
⑨ 销铄(shuò 硕)：融化、消除，因久病而枯瘦。
⑩ 稼穑：种植和收割。泛指农业劳动，引申指粮食农作物。
⑪ 寒山子：是唐代贫士，不知姓氏，隐于天台始丰县西七十里寒岩幽窟中。
⑫ 寅：寅时，凌晨3～5点。
⑬ 酣睡：熟睡。
⑭ 卯：卯时，上午5～7点。
⑮ 辰：辰时，上午7～9点。

晨可先喝热饮，或醇酒，以鼓舞脾胃之气。夏日早晨可先喝米汤润肺，补土生金。早餐吃一碗稀粥，能推陈致新，生津快胃。天气晴朗的上午，晒脊背，可壮阳气。

盥洗

盥①，洗手也；洗发曰沐；洗面曰靧②；洗身曰浴，通谓之洗。养生家言发宜多栉③，不宜多洗，当风而沐，恐患头风④。至年老发稀，沐似可废。晨起先洗面，饭后、午睡后、黄昏后，俱当习以为常。面为五脏⑤之华，频洗所以发扬之。《太素经》⑥曰："手宜常在面。"谓两手频频擦面也，意同。

冬月手冷，洗以热水，暖可移时，颇胜烘火⑦。《记·玉藻》曰："日五盥。"盖谓洗手不嫌频数耳。又《内则》⑧云："三日具沐其间，面垢燂潘请靧，足垢燂汤清洗。"燂⑨，温也。潘，淅米⑩汁也，即俗所谓米泔水。

---

① 盥(guàn 冠)：洗手。
② 靧(huì 会)：同"沫"。洒面也。
③ 栉(zhì 至)：梳子、篦子等梳发的用具。也指梳发。
④ 头风：头痛或指头创、发脱之类。中医学病症名。
⑤ 五脏：即心、肝、脾、肺、肾五脏。
⑥ 《太素经》：即《太上老君太素经》，简称《太素经》。撰人不详，约出于先秦两汉之际。《抱朴子·遐览篇》著录《太素经》一卷。
⑦ 烘火：烤火，向火取暖。
⑧ 《内则》：即《礼记·内则》。主要记载男女居室事父母、舅姑之法，为家庭主要遵循的礼法。
⑨ 燂(tán 谈)：烧热。
⑩ 淅米：淘米。

洗面水不嫌过热，热则能行血气，冷则气滞①，令人面无光泽。夏月井水阴寒，洗手亦恐手战，寒透骨也。《玉藻》曰："沐稷②而靧梁。"注：沐稷，以淅稷之水洗发；靧梁，以淅梁之水洗面，皆泔水③也。泔水能去垢，故用之。去垢④之物甚多，古人所以用此者，去垢而不乏精气⑤，自较胜他物。

浴必开发⑥毛孔，遍及于体，如屡屡开发之，令人耗真气⑦。谚云：多梳头，少洗浴。盛夏亦须隔三四日，方可具⑧浴。浴后阳气⑨上腾，必洗面以宣畅其气，进饮食。眠少顷⑩而起，至浴时易冒风邪⑪，必于密室⑫。

《记·内则》云："五日则燂⑬汤请浴。"盖浴水不可太热，温凉须适于体，故必燂汤。或浴久汤冷，另以大壶贮⑭热者，置于浴盆旁，徐徐添入，使通体畅快而后已。《云笈七签》曰："夜卧时，常以两手揩摩⑮身体，名曰干浴。"

《四时调摄论》⑯曰："饥忌浴。"谓腹虚不可复令耗气耳。又曰：

---

① 气滞：病证名。指脏腑、经络之气阻滞不畅。
② 沐稷：用淘洗稷的汁水洗头发。稷，粟，小米。梁，即粟中的优良品种。
③ 泔水：指米泔水，淘洗食米的水。
④ 垢：污秽，脏东西。
⑤ 精气：清明之气。
⑥ 开发：使毛孔张开。
⑦ 真气：人体的元气，生命活动的原动力。
⑧ 具：通"俱"，全，都，尽。
⑨ 阳气：指活人的生气。
⑩ 少顷：片刻，一会儿。
⑪ 风邪：中医学名词。"六淫"之一，谓易引起风寒、风热感冒等症的外邪。
⑫ 密室：密闭的房间。
⑬ 燂(tán 谈)：烧热。
⑭ 贮：储存，贮存。
⑮ 揩摩：拭抹，擦拭
⑯ 《四时调摄论》：明代医家吴球撰。

"枸杞煎汤具浴，令人不病不老"，纵无确效，犹为无损。至有五枝汤，用桃枝、柳枝之属，大能发汗，乏人精血①。或因下体无汗，用以洗足。

春秋非浴之时，如爱洁必欲具浴，密室中，大瓷缸盛水及半，以帐笼罩其上，然后入浴。浴罢急穿衣，衣必加暖，如少觉冷，恐即成感冒。浴后当风，腠理②开，风易感。感而即发，仅在皮毛，则为寒热；积久入里，患甚大。故风本宜避，浴后尤宜避。《论语》"浴乎沂③，风乎舞雩④"，狂士不过借以言志。暮春非浴之时，况复当风耶？

《清闷录》⑤载香水洗身诸方，香能利窍⑥，疏泄⑦元气，但浴犹虑开发毛孔，复以香水开发之可乎？愚按⑧：《记》言沐稷醋粱，不以稷与粱洗身者，盖贵五谷⑨之意。凡上品诸香，为造化之精气酝酿而成，似亦不当亵⑩用。藏器⑪云："樟木煎汤，浴脚气疥癣风痒⑫。"按：樟辛烈香窜，尤不可无故取浴。

有砖筑浴室，铁锅盛水，浴即坐锅中，火燃其下，温凉惟所欲，非不快适。曾闻有入浴者，锅破遂堕锅底，水与火并而及其身。吁！

---

① 精血：精气和血液。
② 腠理：中医指皮肤的纹理和皮下肌肉之间的空隙。
③ 沂：水名，源出山东省，至江苏省入海。
④ 舞雩(yú yú)：鲁国祭天求雨的场所，在今山东曲阜市东。
⑤ 《清闷录》：疑即《勿斋清闷录》，宋代杨至质著。见本书引用书目。
⑥ 利窍：治疗学术语。指一种治法。
⑦ 疏泄：疏通、调畅。
⑧ 按：原书编者曹庭栋所加的按语或论断。
⑨ 五谷：五种谷物。通常指稻、黍、稷、麦、豆。
⑩ 亵：轻慢。
⑪ 藏器：即陈藏器(约687—757)，唐代名医，四明(今浙江宁波)人，著《本草拾遗》。
⑫ 疥癣风痒：疥癣，一种传染性皮肤病，因疥虫而引起。风痒，多由体虚风邪侵入，皮肤郁热生风作痒。

可以鉴①矣！

【点评】本章论述的是老年人洗浴的注意事项。"面为五脏之华"，常洗脸或频擦脸可以焕发五脏精气。洗脸水宜热不宜冷，热则能行血气，冷则气滞，使人面无光泽。老年人应多梳头，少洗浴，多洗则毛孔开发，易耗散真气。洗浴时吹风容易感冒，所以要在相对密闭的空间，但要注意控制时间，以免缺氧。

饮食

《记·内则》曰："凡和②，春多酸，夏多苦，秋多辛，冬多咸，调以滑甘。"注：酸苦辛咸，木、火、金、水之所属。多其时味，所以养气也。四时皆调以滑甘，象土之寄③也。孙思邈④曰："春少酸增甘，夏少苦增辛，秋少辛增酸，冬少咸增苦，四季⑤少甘增咸。"《内则》意在乘⑥旺，孙氏意在扶衰⑦。要⑧之，无论四时，五味不可偏多。《抱朴子》曰："酸多伤脾，苦多伤肺，辛多伤肝，咸多伤心，甘多伤肾。"此五味克五脏，乃五行自然之理也。凡言伤者，当时特未遽⑨

---

① 鉴：借鉴，对照，以便取长补短或吸取教训。

② 和：调和。

③ 寄：《说文》中"寄，托也"。

④ 孙思邈(541—682)：京兆华原(今陕西省铜川市耀州区)人，唐代医药学家，后人尊为"药王"。

⑤ 四季：指每个季节的最后18天。

⑥ 乘：指趁着，凭借，利用。

⑦ 扶衰：辅助衰落之气。

⑧ 要：要点。

⑨ 遽(jù 具)：遂，就。

觉耳。

凡食物不能废咸，但少加使淡，淡则物之真味真性俱得。每见多食咸物必发渴，咸属水润下，而反发渴者何？《内经》谓"血与咸相得则凝，凝则血燥"，其义似未显豁。《泰西水法》①曰："有如木烬成灰，漉②灰得卤，可知咸由火生也，故卤水③不冰。"愚按：物极必反，火极反咸，则咸极反渴。又玩④坎卦中画阳爻⑤，即是水含火性之象，故肾中亦有真火⑥。

《记·内则》曰："枣栗饴蜜以甘之，堇荁粉榆免薧⑦，滫瀡⑧以滑之，脂膏⑨以膏之。"愚按：甘之以悦脾性，滑之以舒脾阳⑩，膏之以益脾阴⑪。三"之"字皆指脾言。古人养老调脾之法，服食即当药饵⑫。

《抱朴子》曰："热食伤骨，冷食伤肺。热毋灼唇，冷毋冰齿。"又曰："冷热并陈，宜先食热，后食冷。"愚谓食物之冷热，当顺乎时之自然⑬，然过冷宁过热。如夏日伏阴⑭在内，热食得有微汗亦妙。《内

---

① 《泰西水法》：著名水利技术著作。由意大利传教士熊三拔讲授，明代徐光启根据笔记整理，并结合中国的水利机械情况，编译成书。

② 漉：液体慢慢地渗下。

③ 卤水：矿化很强的水。中国四川自贡自古即以盛产卤水闻名。

④ 玩：研究，探索。

⑤ 阳爻：《周易》组成卦的符号叫爻，不断裂的卦画为阳爻。

⑥ 真火：肾阳寓于命门之中，为先天之真火。

⑦ 堇荁粉榆免薧(jǐn huán fén yú wèn kǎo 谨环焚鱼问考)：指多年生草本植物，全草可入药，亦称"堇堇菜"。荁，指堇菜一类的植物，古时用来调味。粉，木名，白榆。免，物之新生者。薧，干的食物。

⑧ 滫瀡(xiǔ suí 朽髓)：古时调和食物的方法。用淀粉拌和食物，使之柔滑。

⑨ 脂膏：动植物所含的油脂。凝者为脂，释者为膏。

⑩ 脾阳：脾的运化功能及在运化活动过程中起温煦作用的阳气，是人体阳气在脾脏功能方面的反映。

⑪ 脾阴：指存在于脾脏的阴液(包括血液、津液等)。

⑫ 药饵：药物。

⑬ 自然：按事物内部规律发展变化。

⑭ 伏阴：盛夏中出现的寒气。谓气候反常。

经》曰："夏暑汗不出者，秋成风疟①。"汗由气化，乃表里通塞②之验也。

《卫生录》③曰："春不食肝，夏不食心，秋不食肺，冬不食肾，四季不食脾。当旺之时，不可犯以物之死气。"但凡物总无活食之理，其说太泥。《玉枢微旨》④曰："春不食肺，夏不食肾，秋不食心，冬不食脾，四季不食肝。"乃谓不食其所受克⑤，此说理犹可通。

夏至⑥以后，秋分⑦以前，外则暑阳⑧渐炽，内则微阴初生，最当调停脾胃，勿进肥浓⑨。《内经》曰："味厚为阴，薄为阳，厚则泄，薄则通。"再瓜果生冷诸物，亦当慎。胃喜暖，暖则散⑩，冷则凝⑪，凝则胃先受伤，脾即不运。《白虎通》⑫曰："胃者脾之腑，脾禀气于胃。"

午⑬前为生气，午后为死气。释氏有过午不食之说，避死气也。《内经》曰⑭："日中而阳气隆，日西而阳气虚。"故早饭可饱，午后即

①　风疟：中医病名，疟疾之一。《素问·生气通天论》："魄汗未尽，形弱而气烁，穴俞以闭，发为风疟。"

②　通塞：通畅与阻塞。

③　《卫生录》：北宋道士施肩吾撰。

④　《玉枢微旨》：道教经书。见本书引用书目。

⑤　克：互相克制。

⑥　夏至：二十四节气之一。太阳在黄道上到达90°时。为每年阳历的6月21日或22日。

⑦　秋分：二十四节气之一。太阳在黄道上到达180°时。为每年阳历的9月23日或24日。

⑧　暑阳：指酷热之气。

⑨　肥浓：肥甘味浓的食物。

⑩　散：飘散，散布。

⑪　凝：凝固不动。

⑫　《白虎通》：又称《白虎通义》，东汉班固撰。根据东汉章帝时白虎观经学辩论的记录整理而成。

⑬　午：午时，上午11时到下午1时。

⑭　《内经》曰：本句引自《黄帝内经素问·生气通天论》。

宜少食，至晚更必空虚。

应璩《三叟诗》①云："中叟前致辞，量腹节②所受。""量腹"二字最妙，或多或少，非他人所知，须自己审量③。节者今日如此，明日亦如此，宁少毋多。又古诗云："努力加餐饭④"。老年人不减足矣，加则必扰胃气⑤，况努力定觉勉强，纵使一餐可加，后必不继，奚⑥益焉？

勿极饥而食，食不过饱；勿极渴而饮，饮不过多。但使腹不空虚，则冲和⑦之气，沦浃肌髓⑧。《抱朴子》曰："食欲数⑨而少，不欲顿⑩而多。"得此意也。凡食总以少为有益，脾易磨运，乃化精液，否则极补之物，多食反至受伤，故曰少食以安脾也。

《洞微经》曰："太饥伤脾，太饱伤气。"盖脾借于谷，饥则脾无以运而虚脾，气转于脾，饱则脾过于实而滞气⑪。故先饥而食，所以给脾，食不充脾，所以养气⑫。

华佗《食论》⑬曰：食物有三化："一火化，烂煮也；一口化，细

---

① 应璩《三叟诗》：应璩（190—252），三国时曹魏文学家，官至侍中，其诗语言通俗。《三叟诗》，诗题名。通过三位长寿老人的答述，对长寿秘诀作了高度的概括。

② 量腹节：量腹，根据自己的食量。节，调节，节制。

③ 审量：考察衡量，估量。

④ 努力加餐饭：见《古诗十九首·行行重行行》。

⑤ 胃气：中医指胃的生理功能及其精气。

⑥ 奚：怎么，为什么。

⑦ 冲和：后以"冲和"指真气、元气。

⑧ 沦浃肌髓：深深的浸入肌肉和骨髓。比喻感受深刻或受影响严重。

⑨ 数：多次。

⑩ 顿：一次，一回。

⑪ 滞气：郁积之气。

⑫ 养气：保养元气，涵养正气。

⑬ 华佗《食论》：华佗（约145—208），名旉，字元化，沛国谯（今安徽亳县）人，东汉末医学家，与董奉、张仲景并称为"建安三杰"。华佗精于外科和养生，后人称为神医。《食论》，传为华佗所著，已佚。

嚼也；一腹化，入胃自化也。"老年惟藉火化，磨运易即输精多。若市脯每加消石①，速其糜烂②，虽同为火化，不宜频食，恐反削胃气③。

水陆之味，虽珍美毕备，每食忌杂。杂则五味相挠④，定为胃患。《道德经》⑤曰："五味令人口爽。"爽，失也。谓口失正味也。不若次第分顿食之，乃能各得其味，适于口，亦适于胃。

食后微滓留齿隙，最为齿累，以柳木削签，剔除务净。虎须尤妙。再煎浓茶，候冷连漱以荡涤⑥之。韦庄⑦诗："泻瓶如练色，漱口作泉声。"东坡⑧云："齿性便苦。如食甘甜物，更当漱。"每见年未及迈，齿即缺落者，乃甘味留齿，渐至生虫作蜃⑨。公孙尼子⑩曰："食甘者，益于肉而骨不利也。"齿为肾之骨。

[点评] 本章阐述的是老年人饮食方面应注意的问题。在每个季节要适当地多吃与这个季节相应的味道饮食，如：春多酸，夏多苦，秋多辛，冬多咸，但不宜过量。老人调脾胃主要以甘、滑、膏类的食物为药饵服用，《礼记·内则》中有记载：用枣、栗、饴、蜜以增加食物的甘甜味，用萱菜、堇叶等以及淘米水以

---

① 消石：中药名。又名芒硝、硝石等，用于中暑伤冷，痧胀吐泄，心腹疼痛，黄疸。
② 糜烂：碎烂。
③ 胃气：中医指胃的生理功能及其精气。
④ 五味相挠：五味，指酸、甜、苦、辣、咸五种味道。挠，干扰。
⑤ 《道德经》：又称《道德真经》《老子》《五千言》《老子五千文》等，春秋时老聃著。
⑥ 荡涤：冲洗，清除。
⑦ 韦庄(836—约910)：字端己，长安杜陵(今陕西省西安市附近)人，晚唐诗人、词人。
⑧ 东坡：即苏轼(1037—1101)，字子瞻，又字和仲，号"东坡居士"，谥文忠。宋眉州眉山(今四川眉山)人。北宋著名文学家。
⑨ 蜃(nì 腻)：虫食病。
⑩ 公孙尼子：战国初人，孔子弟子。

增加食物的滑感，用油脂增加食物的厚重之味。在食物温度上，宜热不宜冷。饮食要有节制，须自己审量食量，最好少吃多餐，太饥则伤脾，太饱则滞气。牙齿不好的老年人，应吃易消化、切碎、煮烂的食物，这样输送给身体的水谷精微就多。进食后还要注意清洁牙齿，保持口腔卫生。

食 物

《本草》①谓饭以陈米②为佳，新米动气发病。窃意胃弱难化则有之，滋润香甘莫如新粒，且有食陈难化，食新转觉易化，盖脾悦则健也。须以白米悬檐下，作经年之用，色白如新，或微炒，其松不异陈米，香更过焉。或煮饭，晒干重煮，或水浸冰之，风干再煮，俱加松软。至煮则无嫌过熟，昌黎③诗所谓"匙抄烂饭稳送之，合口软嚼如牛饲"也。凡煮白米宜紧火，候熟，开锅即食。陈米、炒米宜缓火，熟后有顷，俟收湿气，则发松透里。④

---

① 《本草》：此指《本草纲目》。
② 陈米：隔年的米。
③ 昌黎：即韩愈(768—824)，字退之，河南河阳(今河南省孟州市)人。世称"韩昌黎""昌黎先生"。唐代杰出的文学家、思想家、政治家。
④ 《本草》……发松透里：此段同治本作"《本草》谓煮饭以陈廪米为补益，秋谷禄成，老年食之，动气发病。愚意胃弱难化则有之。滋润香甘，莫如新粒。不妨酌宜而食。微炒则楹而易化，兼开胃。有香稻米，炒则香气减，可竟煮食，煮必过熟乃佳。昌黎诗所谓"匙抄烂饭稳送之，含口软嚼如牛饲"也。有以米没水，冬月冰之，风干，煮饭松软，称老年之供。凡煮白米，宜紧火，候熟，开锅即食。廪米、炒米宜缓火，熟后有顷，俟收湿气，则发松透里。"

煮粥用新米，香甘快胃。乐天①诗："粥美尝新米。凿②之必精，淅③之必净，煮之必烂。"厚曰饘④，薄曰酏⑤。常食薄乃适口，厚则转觉味淡，易于生厌。又粥内加他物同煮，其方颇多，另载末卷。《一家言》⑥曰："煮饭勿以水多而减，煮粥勿以水少而添，方得粥饭正味。"⑦

茶能解渴，亦能致渴，荡涤精液故耳。卢仝七碗⑧，乃愈饮愈渴，非茶量佳也。《内经》谓少饮不病喘渴⑨。《华佗食论》曰："苦茶久食益意思。"恐不足据。多饮面黄，亦少睡。魏仲先⑩《谢友人惠茶诗》云："不敢频尝无别意，只愁睡少梦君稀。"惟饭后饮之，可解肥浓⑪。若清晨饮茶，东坡谓直入肾经⑫，乃引贼入门也。茶品非一，近地可觅者，武夷、六安⑬为尚。

---

① 乐天：指白居易，字乐天，唐代诗人。

② 凿：指捣。

③ 淅：淘米。

④ 饘(zhān 沾)：稠粥。

⑤ 酏：酿酒所用的清粥。

⑥ 《一家言》：即《笠翁一家言》，清代李渔撰。李渔(1610—1680)，字谪凡，号笠翁。浙江金华兰溪人，明末清初文学家、戏剧家。

⑦ 煮粥用新米……粥饭正味：此段同治本作"煮粥用新米，香甘快胃。乐天诗云：粥美尝新米。香稻弥佳。按：《本草》煮粥之方甚多，大抵以米和莲肉为第一。其次芡实、薏苡仁俱佳。此外或因微疾，借以调养。虽各有取益，要非常供。李笠翁曰：煮饭勿以水多而减，煮粥勿以水少而添。方得粥饭正味。"

⑧ 卢仝(tóng 同)七碗：卢仝(约795—835)，唐范阳人，自号玉川子。博学工诗，避官不就，隐居于少室山。著有《玉川子诗集》。七碗，"七碗茶"的省称，出自卢仝《走笔谢孟谏议寄新茶》诗。

⑨ 少饮不病喘渴：见《灵枢·本脏》。

⑩ 魏仲先(961—1020)：即魏野，字仲先，号草堂居士。宋初诗人。著有《东观集》。

⑪ 肥浓：同"肥酞"，厚味，美味。

⑫ 肾经：即足少阴肾经，人体十二经脉之一。

⑬ 武夷、六安：武夷岩茶、六安瓜片，皆属十大名茶。

《诗①·豳风》云："为此春酒，以介眉寿②。"《书③·酒诰》云："厥④父母庆，自洗腆⑤，致用酒。"酒固老年所宜，但少时伤于酒，老必戒，即素不病⑥酒，黄昏后亦不宜饮，惟宜午后饮之，借以宣导血脉⑦。古人饮酒，每在食后。《仪礼》⑧谓之酳⑨。注云："酳者，演安其食也。今世俗筵宴，饱食竣，复设小碟以侑⑩酒，其犹存古之意欤？米酒为佳，曲酒次之，俱取陈窨⑪多年者。烧酒纯阳，消烁⑫真阴，当戒。"

烟草，据姚旅《露书》产吕宋⑬，名淡葩菰⑭。《本草》不载，《备要》⑮增入，其说却未明确。愚按：烟草味辛性燥，熏灼耗精液。其下咽也，肺胃受之，有御寒解雾、辟秽⑯消腻之能，一入心窍，便昏昏如醉矣。清晨饮食未入口，宜慎。笃嗜者甚至舌胎黄黑，饮食少

---

① 诗：指《诗经》。

② 介眉寿：介，佐助。眉寿，高寿。

③ 书：古书名，《尚书》的简称。

④ 厥：其他的。

⑤ 自洗腆：自己准备了丰厚的食物。

⑥ 病：因为……而生病。

⑦ 血脉：人体内血液运行的脉络。

⑧ 《仪礼》：中国古代记载典礼仪节的书，简称《礼》，亦称《礼经》《士礼》。《仪礼》是记载古代礼仪制度的著作，与《周礼》《礼记》合称"三礼"。

⑨ 酳：古代宴会或祭祀时的一种礼节。

⑩ 侑(yòu 又)：佐助。

⑪ 窨(yìn 印)：地下室。

⑫ 消烁：同"消铄"，消减，减损。

⑬ 姚旅《露书》产吕宋：姚旅(？—1622)，字园客，初名鼎梅，明万历间莆田县涵江人。少负才名，屡试不第。后游学于四方，晚年潜心著述，有《露书》刊行于世。《露书》是我国迄今发现的最早的当地人记当地事的一部类书，内容丰富多彩。吕宋，古国名。即今菲律宾群岛中的吕宋岛。宋元以来，中国商船常到此贸易，明时称之为"吕宋"。

⑭ 葩菰：同治本作"巴菰"。

⑮ 《备要》：即清代汪昂所撰《本草备要》。

⑯ 辟秽：去除污浊。

味，方书无治法，食猪羊油可愈，润其燥也。有制水烟壶，隔水吸之者；有令人口喷，以口接之者。畏其熏灼①，仍难捐弃，故又名相思草②。《蚓庵琐语》③曰："边上④人寒疾，非烟不治，至以匹马易烟一斤。明崇祯癸未⑤，禁民私售。"则烟之能御寒信矣。盛夏自当强制⑥。

菹⑦菜之属，每食所需，本非一类，人各有宜。文王嗜菖歜⑧，孔子不撤姜食，皆审其所宜，故取之。非仅曰菖可益聪，姜可通神明⑨也。按菖歜即菖蒲菹。《遁庵秘录》有种石菖蒲法，以辰砂⑩捶末代泥，候其生发，采根食之，不必定作菹也。利窍兼可镇心，据云能治不寐，极为神妙之品。

蒸露法同烧酒，诸物皆可蒸，堪为饮食之助。盖物之精液，全在气味，其质尽糟粕⑪耳。犹之饮食入胃，精气上输于肺，宣布诸脏，糟粕归于大肠，与蒸露等。故蒸露之性，虽随物而异，能升腾清阳⑫之气，其取益一也。如稻米露发舒胃阳⑬，可代汤饮，病后尤宜。他如藿香、薄荷之类，俱宜蒸取露用。《泰西水法》曰："西国药肆中，

---

① 熏灼：指如火烧炙。

② 相思草：烟草的别名。

③ 《蚓庵琐语》：作者为李玉遁，记明末清初乡里见闻，谈论怪异事件居多。

④ 边上：边界，边疆。

⑤ 崇祯癸未：崇祯十六年，1634年。

⑥ 强制：强迫；迫使。

⑦ 菹：通"菹"，腌菜。《说文》："菹，酢菜也。"

⑧ 菖歜(chù 触)：用菖蒲根切制成的腌制品。

⑨ 神明：指人的精神。

⑩ 辰砂：又称朱砂，是硫化汞矿物。

⑪ 糟粕：酒糟、豆渣等粗劣食物。比喻无价值的东西。

⑫ 清阳：即阳气。阳气清轻上升。

⑬ 胃阳：胃的阳气，与胃阴相对而言。

大半是药露。持方诣①肆，和露付之。"则方药亦可蒸露也，须预办蒸器，随物蒸用。

水、陆、飞、走诸食物，备载《本草》，可考而知。但据其所采论说，试之不尽获验。张文潜②诗云："我读本草③书，美恶未有凭。"是岂人之禀气不同，遂使所投亦异耶？当以身体察，各随禀气所宜而食之，则庶几矣。

【点评】本章主要论述适合老年人的食物。煮饭用新米比较好。煮粥的方以米和莲肉为佳，其次是芡实、薏苡仁。饭后饮茶，可减轻肥甘厚味带来的不适感。午后饮酒，可以宣导血脉，米酒为佳，曲酒次之。烧酒为纯阳之品，会消烁真阴，应戒除。清晨还没吃饭时，要慎烟，以防影响胃口。其他的食物，应当根据自己的体质来观察，看自己适合什么，就选择什么。

散　步

坐久则络脉④滞，居常无所事，即于室内时时缓步，盘旋数十匝⑤，使筋骸活动，络脉乃得流通。习之即久，步可渐至千百，兼增

---

① 诣：到……去，前往。
② 张文潜：即张耒。
③ 本草：指《本草纲目》。
④ 络脉：中医指人体由经脉分出的细小分支。
⑤ 匝：周，绕一圈。

足力。步主筋，步则筋舒而四肢健，懒步则筋挛①，筋挛日益加懒。偶展数武②，便苦气乏，难免久坐伤肉之弊。

欲步先起立，振衣定息，以立功诸法，徐徐行一度③<small>立功见二卷导引内</small>。然后从容展步，则精神足力倍加爽健。荀子④曰："安燕⑤而气血不惰。"此之谓也。

饭后食物停胃，必缓行数百步，散其气以输于脾，则磨胃而易腐化。《蠡海集》曰："脾与胃俱属土，土耕锄始能生殖，不动则为荒土矣，故步所以动之。"《瑯嬛记》⑥曰："古之老人，饭后必散步，欲摇动其身以消食也。故后人以散步为消摇⑦。"

《遵生笺》⑧曰："凡行步时，不得与人语，欲语须住足，否则令人失气⑨。"谓行步则动气，复开口以发之，气遂断续而失调⑩也。虽非关⑪要，寝食⑫而外，不可言语，亦须添此一节。

散步者，散而不拘之谓。且行且立，且立且行，须得一种闲暇⑬自如之态。庐纶⑭诗"白云流水如闲步"是也。《南华经》曰："水之性，

---

① 筋挛：中医病症名。指肢体筋脉收缩抽急，不能舒转自如。
② 武：半步，泛指脚步。
③ 度：次，回。
④ 荀子（约公元前313—公元前238）：名况，字卿，战国末期赵国人。著名思想家、教育家。著有《荀子》。
⑤ 安燕：安逸，安然。
⑥ 《瑯嬛记》：元代伊世珍撰。
⑦ 消摇：即逍遥。悠闲自得貌。
⑧ 《遵生笺》：即《遵生八笺》，明代高濂撰。
⑨ 失气：中医指过多损耗精气。
⑩ 失调：指失去平衡，调配不当，失于调养。
⑪ 关：同治本作"甚"。
⑫ 寝食：睡觉和吃饭。亦用以泛指日常生活。
⑬ 闲暇：指空闲的时间。暇，空闲。
⑭ 庐纶（约739—799）：字允言，山西永济人。唐代诗人。

不杂则清，郁闭而不流，亦不能清①。"此养神②之道也，散步所以养神。

偶尔步欲少远，须自揣足力，毋勉强。更命小舟相随，步出可以舟回，或舟出而步回，随其意之所便。既回，即就便榻眠少顷，并进汤饮以和其气。元微之③诗云："俛俛④还移步，持疑又省躬⑤。"即未免涉于勉强矣！

春探梅，秋访菊，最是雅事⑥。风日晴和时，偕二三老友，揢筇⑦里许，安步亦可当车。所戒者乘兴纵步，一时客气⑧为主，相忘疲困⑨，坐定始觉受伤，悔已无及。

【点评】本章主要阐述老年人散步时的注意事项。平常散步宜缓慢，可使筋力增强、络脉通畅、四肢健运。饭后食物停于胃，必须慢行数百步，以消食。行走时不能说话，以免耗散元气。老年人偶尔想走得稍微远一些，应自己揣度足力，不要勉强。做事不可尽兴，兴尽过后，则易生病。

---

① 水之性，不杂则清，郁闭而不流，亦不能清：《南华经》原文为"水之性，不杂则清，莫动则平，郁闭而不流，亦不能清，天德之象也。"
② 养神：保养精神。
③ 元微之（779—831）：即元稹。字微之，河南洛阳人。诗与白居易齐名，世称"元白"。
④ 俛俛：同"黾勉"，努力，勉励。
⑤ 省躬：反躬自省。
⑥ 雅事：风雅之事。常指有关琴、棋、书、画等活动。
⑦ 揢筇（zhī qióng 支琼）：揢，住，支撑。筇，指手杖。
⑧ 一时客气：一时的意气。
⑨ 疲困：疲乏困顿。

昼卧

午后坐久微倦，不可便榻即眠，必就卧室安枕。移时①，或醒或寐，任其自然，欲起即起，不须留恋。《左传》②医和③之言曰："晦淫④惑疾。"注：寝过节则惑乱⑤。既起，以热水洗面，则眼光倍爽。加薄绵衣暖其背，则肢体俱觉轻健。乐天诗所谓"一觉闲眠百病消"也。三伏时⑥或眠便榻，另设帐，窗户俱必密闭。

冬月昼卧，当以薄被覆其下体，此时微阳潜长，必温暖以养之。血气本喜温而恶寒，何况冬月？如不以被覆，及起，定觉神色偃蹇⑦，遍体加冷，阳微弗胜阴凝也。

长夏昼卧，醒后即进热饮，以助阳气⑧，如得微汗亦妙。夏为阳极之候，昼宜动而卧则反静，宣达之所以顺时⑨。

欧阳公⑩曰："介甫⑪尝云，夏月昼卧，方枕为佳，睡久气蒸枕

---

① 移时：经历一段时间。

② 《左传》：又称《春秋左氏传》或《左氏春秋》。儒家经典之一。编年体史书，相传为春秋时鲁国史官左丘明著。

③ 医和：春秋时秦国良医。"医"为职业称谓，"和"是名字。后借指良医。

④ 晦淫：谓晏寝过度。

⑤ 惑乱：使迷惑混乱。

⑥ 三伏时：是初伏、中伏和末伏的统称，是一年中最热的时节。

⑦ 偃蹇(yǎn jiǎn 演简)：困顿，窘迫。

⑧ 阳气：中医学名词。指具有温养组织脏器、维持生理功能和固卫体表等作用，并充盈于周身之气。

⑨ 顺时：谓顺应时宜，适时。

⑩ 欧阳公：即欧阳修(1007—1073)，字永叔，号醉翁、六一居士。江西庐陵(今吉安永丰)人。宋朝文学家，善养生学。

⑪ 介甫：即王安石(1021—1086)，北宋政治家、思想家、文学家。字介甫，晚号半山。抚州临川(今江西抚州)人。

热，则转一方冷处。"老年虽不宜受冷，首为阳，不可令热，况长夏昼卧？枕虽末节，亦取所宜。

《天禄识余》①云："李黄门②以午睡为摊饭。"放翁③诗："摊饭横眠梦蝶床④。"此惟年壮胃强方可，老年胃气既弱，运动尚虑停滞⑤，必待食久既化，胸膈宽然⑥。未倦犹弗卧，少倦亟⑦就枕，过此恐又不成寐矣。

坐而假寐，醒时弥觉神清气爽，较之就枕而卧，更为受益。然有坐不能寐者，但使缄⑧其口，闭其目，收摄其心神，休息片时，足当昼眠，亦堪遣日⑨。乐天诗云："不作午时眠，日长安可度？"此真老年闲寂⑩之况。

当昼即寝，既寝而起，入夜复寝，一昼夜间，寝兴分而二之。盖老年气弱，运动久则气道涩⑪，故寝以节之。每日时至午，阳气渐消⑫，少息所以养阳⑬；时至子，阳气渐长，熟睡所以养阴⑭。东坡诗云："此身正似蚕将老，更尽春光一再眠。"若少壮阳气方盛，昼寝反

---

① 《天禄识余》：清代史学家高士奇著。
② 黄门：官名。
③ 放翁：即陆游。
④ 摊饭横眠梦蝶床：陆游《春晚村居杂赋》诗之五："浇书满挹浮蛆瓮，摊饭横眠梦蝶床。"
⑤ 停滞：停下来，滞留不能进行。
⑥ 宽然：表示放心，度量宽宏的样子。
⑦ 亟：急切。
⑧ 缄：封，闭。
⑨ 遣日：消遣、打发时光。
⑩ 闲寂：空荡寂静。
⑪ 气道涩：气道，即息道，呼吸的通道。涩，不通畅的。
⑫ 消：减少，损失。
⑬ 养阳：调养阳气。
⑭ 养阴：调养阴气。

令目昏头重，阳亢①也。

【点评】本章主要讲述老年人昼寝的注意事项。白天小憩时间不宜过长。冬天昼卧应用被子盖住下半身，使阳气长养；长夏时昼卧，醒后应饮热水，使阳气升发。老年人吃过饭以后，不宜立刻卧下，需消化后，并且有疲倦感了再睡。坐着打个盹，醒时也会觉得神清气爽。中午少睡可以养阳，夜晚熟睡可以养阴。

夜坐

日未出而即醒，夜方阑②而不寐，老年恒有之。黄昏时如辄就寝，则愈不能寐，必坐有顷，坐时先调息③以定气，塞聪掩明，屏除④杂想，或行坐功运动一番坐功见二卷导引内。《亢仓子》⑤曰："体合于心，心合于气，气合于神，神合于无"。夜坐如此，即安睡之妙诀。

五脏之精气上注于目，坐时灯光照耀，即闭目亦似红纱罩之，心因目动，遂致淆乱神明，须置隐灯。放翁诗所云"小帙幛灯便细书⑥"是也。使光不射目，兼养目力⑦。若灭灯而坐更妥。《楞严经》⑧曰：

---

① 阳亢：阴气亏损，阳气失去制约，就会产生亢盛的病理变化。
② 阑：将尽。
③ 调息：调节呼吸。
④ 屏除：排除，除去。
⑤ 《亢仓子》：道家经典，亦名《洞灵真经》，或称《亢桑子》《庚桑子》。
⑥ 小帙幛灯便细书：出自陆游诗《山野》。细书，写小字。
⑦ 目力：视力。
⑧ 《楞严经》：佛教经典。

"开眼见明，名为见外；闭眼见暗，名为见内。"《荀子》曰："浊明外景，清明内景。"意同。

坐久腹空，似可进食，亦勿辄①食，以扰胃气。《内经》曰："胃不和则卧不安。"或略②进汤饮以暖之，酒更不可饮。气血入夜而伏，酒性动散，两相妨也。夜不食姜亦此意。

剪烛夜话，此少壮之常，老年若不检束，愈谈笑愈不倦，神气③浮动，便觉难以收摄④。鲍氏《皇极经世注》曰："人之神昼在心，夜在肾。"盖肾主纳气⑤，谈笑则气不纳，气不纳则神不藏⑥，所以终夜无寐，谈笑⑦亦足致之。

夜以更点⑧为候，如更点无闻，何所取准？拈香一炷，或两炷，随其坐之久暂，令每夜同之，则气血之动定有常，入寝始觉安然⑨。四时夜有长短，各酌⑩其宜可也。

予尝有《秋夜诗》云："薄醉倦来禁不得，月光窥牖⑪引人看。"凡值月明时，推窗看月，事所恒有，然呼吸间易感风露，为从暖室中顿受凉气耳。《内经》曰："因于风露，乃生寒热。"秋月弥佳⑫，尤宜戒看。

---

① 辄：立即，就。
② 略：简单，不详细，大略，略微的意思。
③ 神气：精神气息。
④ 收摄：收聚。
⑤ 纳气：吸纳、炼化这些游离之气。
⑥ 藏：储积，收藏。
⑦ 谈笑：说笑，又说又笑。
⑧ 更点：古代计时单位。因滴漏而得名。每夜分为五更，每一更次分为五点。
⑨ 安然：没有顾虑，很放心。
⑩ 酌：考虑，度量。
⑪ 牖：窗户。
⑫ 弥佳：美满的样子。

夏夜时刻甚短，即早卧仅及冬夜之半。陈傅良①诗所谓"短夜得眠常不足"。纵未就枕，只宜寝室中坐少顷②。至若风檐露院③，凉爽宜人，非不快意，但夜气暗侵，每为病根所伏④。大凡快意处，即是受病处。老年人随事预防⑤，当于快意处发猛省⑥，又不独此夜坐纳凉⑦之一节也。

夜坐乃凝神⑧于静，所以为寐计耳。按：《紫岩隐书》曰："每夜欲睡时，绕室行千步，始就枕。"其说却与坐相反，盖行则身劳，劳则思息，动极而返于静，亦有其理。首篇论安寐⑨，愚谓有操纵二法，此夜坐是以静求静，行千步是以动求静，与操纵意相参，可以体验得之。

【点评】本章主要介绍老年人夜坐的注意事项。夜坐是为了安定心气、宁静心神，更快地进入睡眠，以提高睡眠质量。夜坐时最好关灯，若必须开灯，也要不让光照射眼睛。坐久了觉饥饿，可稍进汤饮使腹中温暖。少谈笑，以免整夜无法入睡。夏夜坐在庭院，虽凉爽宜人，但应防生病。

---

① 陈傅良（1137—1203）：字君举，人称止斋先生，瑞安人。是南宋时期永嘉事功学派中继薛季宣而起的重要代表人物。

② 少顷：一小会儿。

③ 风檐露院：刮风的屋檐下，沾满露气的院中。

④ 伏：隐蔽，隐藏。

⑤ 预防：事先防备。

⑥ 猛省：突然明白过来。

⑦ 纳凉：乘凉。

⑧ 凝神：聚精会神。

⑨ 安寐：同治本作"寝"。安眠，安睡。

慈山居士　著

燕居①

养静为摄生②首务。五官③之司，俱属阳火④，精髓血脉，则阴精也，阴足乃克济⑤阳。《内经》曰："阴精所奉其人寿，阳精所降其人夭。"降者降伏之降，阴不足而受阳制，立见枯竭矣。养静所以养阴，正为动时挥运之用。

《显道经》⑥曰："骨涌面白，血涌面赤，髓涌面黄，肌涌面黑，精涌面光，气涌面泽。光泽必根乎精气，所谓晬然⑦见于面也。"按："精气"二字俱从米，是精气又必资乎米⑧，调停粥饭，饥饱适时，生

---

① 燕居：同"宴居"，闲居。
② 摄生：养生，保养身体。
③ 五官：人体五种器官。耳、目、鼻、口、舌。
④ 阳火：同阳气。
⑤ 克济：能成就。
⑥ 《显道经》：不著撰人。1卷，唐五代道教经书。收入《正统道藏》洞神部方法类。
⑦ 晬(zuì 最)然：温润貌。
⑧ 资乎米：凭借于米。

精益气之功孰大焉？

《记·王制》①云："九十饮食不离寝。"寝谓寝处之所，乃起居卧室之意。如年未九十，精力衰颓②者，起居卧室，似亦无不可。少视听、寡言笑，俱足宁心③养神，即却病良方也。广成子④曰："无视无听，抱神以静，形将自正。"

心者神之舍，目者神之牖，目之所至，心亦至焉。《阴符经》⑤曰："机在于⑥目。"《道德经》曰："不见可欲，使心不乱。"平居无事时，一室默坐，常以目视鼻，以鼻对脐，调匀呼吸，毋间断，毋矜持⑦，降心火入于气海⑧，自觉遍体和畅。

《定观经》⑨曰："勿以涉事无厌⑩，故求多事；勿以处喧⑪无恶，强来就喧。盖无厌无恶，事不累心也。若多事就喧，心即为事累矣。"《冲虚经》⑫曰："务外游不如务内观⑬。"

心不可无所用，非必如槁木⑭，如死灰⑮，方为养生⑯之道。静时

---

① 《记·王制》：即《礼记·王制》，主要记载古代君王治理天下的规章制度。

② 衰颓：衰弱颓废。

③ 宁心：安心，耐心，静心。

④ 广成子：古代传说中的仙人。隐居崆峒山石室中，黄帝曾向其问道。

⑤ 《阴符经》：即《黄帝阴符经》。李筌分为"神仙抱一之道""富国安人之法""强兵战胜之术"，全书以隐喻论养生，发人深思。

⑥ 于：同治本无此字。

⑦ 矜持：拘谨，拘束。

⑧ 气海：经穴名，位于腹正中线脐下一寸五分处，属任脉。出自《针灸甲乙经》。

⑨ 《定观经》：道教经典，全称《洞玄灵宝定观经》。

⑩ 厌：嫌恶，憎恶。

⑪ 喧：大声说话，声音杂乱。

⑫ 《冲虚经》：即《列子》，又称《冲虚真经》。

⑬ 内观：道教存想内在脏腑身神之术。

⑭ 槁木：枯槁的树干。

⑮ 死灰：冷灰。

⑯ 养生：摄养身心使长寿。

固戒动，动而不妄动，亦静也。道家①所谓不怕念起，惟怕觉迟。至于用时戒杂，杂则分②，分则劳。惟专则虽用不劳，志定神凝故也。

人借③气以充其身，故平日在乎善养，所忌最是怒，怒心一发，则气逆④而不顺，窒而不舒。伤我气，即足以伤我身。老年人虽事值可怒，当思事与身孰重，一转念间，可以涣然冰释⑤。

寒暖饥饱，起居⑥之常。惟常也，往往易于疏纵⑦，自当随时审量⑧。衣可加即加，勿以薄寒而少耐；食可置即置，勿以悦口而少贪。《济生编》⑨曰："衣不嫌过，食不嫌不及。"此虽救偏之言，实为得中⑩之论。

春冰未泮⑪，下体宁过于暖，上体无妨略减，所以养阳之生气。绵衣不可顿加，少暖又须暂脱。北方语曰："若要安乐⑫，不脱不着。"南方语曰："若要安乐，频⑬脱频着。"

夏月冰盘⑭，以阴乘阳也；冬月围炉，以阳乘阴也。阴阳俱不可违时。《内经》曰："智⑮者之养生也，必顺四时而调寒暑。"然冬寒犹

---

① 道家：此指道教。
② 分：杂乱分散。
③ 借：凭借，依靠。
④ 气逆：中医术语。谓气上冲而不顺。
⑤ 冰释：像冰溶化一样。比喻隔阂、怀疑等消除。
⑥ 起居：作息，日常生活。
⑦ 疏纵：放达，不受拘束。
⑧ 审量：考察衡量，估量。
⑨ 《济生编》：玉虚子著。
⑩ 得中：适当，适宜。
⑪ 泮：融化。
⑫ 安乐：安宁和快乐。
⑬ 频：屡次，连次。
⑭ 冰盘：盘内放置碎冰，上面摆放瓜果等食品，夏季用以解渴消暑。
⑮ 智：聪明，见识。

可近火，火在表也；夏热必戒纳凉，凉入里也。

《济世仁术编》曰："手心通心窍①，大热时以扇急扇手心，能使遍体俱凉。"愚谓不若谚语云：心定自然凉。"心定"二字可玩味。

【点评】本章从四时、起居养生的角度，强调了养生的重要性。养静是养生的关键，养静必须养阴。精气靠水谷来长养，所以，要饥饱适时。老年人要少听、少说、少看、少笑，以减少精气的耗散。闭目养神可降心火。知足、不贪则心灵不被外物牵累。恼怒伤身，易导致气滞。穿衣、饮食虽是小事，但不应疏忽。

省心②

六淫③之邪，其来自外，务调摄所以却之也。至若七情④内动，非调摄⑤能却。其中喜怒二端，犹可解释，倘事值其变，忧、思、悲、恐、惊五者，情更发于难遏⑥。要使心定，则情乃定。定其心之道何如？曰安命⑦。

凡人心有所欲，往往形诸梦寐，此妄想惑乱之确证。老年人多般

---

① 心窍：心脏中的孔穴。古人以为心有窍才能运思，故亦指思维能力和思想。
② 省心：内心自省。
③ 六淫：中医指风、寒、暑、湿、燥、火六气，不正常即可引起人体疾病。
④ 七情：中医指喜、怒、忧、思、悲、恐、惊等七种情志活动。
⑤ 调摄：调理保养。
⑥ 遏：阻止。
⑦ 安命：安于命运。

涉猎①过来，其为可娱可乐之事，滋味不过如斯，追忆间亦同梦境矣。故妄想②不可有，并不必有，心逸则日休也。

世情世态，阅历久看应烂熟，心衰面改，老更奚③求。谚曰："求人不如求己。"呼牛呼马，亦可由人，毋少介意④，少介意便生忿⑤，忿便伤肝，于人何损？徒损乎己耳。

少年热闹之场，非其类则弗亲，苟不见几⑥知退，取憎而已。至与二三老友，相对闲谈，偶闻世事⑦，不必论是非⑧，不必较长短，慎尔出话，亦所以定心气⑨。

《语》⑩云：及其老也，戒之在得。财利一关，似难打破，亦念去日已长，来日已短，虽堆金积玉，将安用之？然使恣意耗费⑪，反致奉身⑫匮乏，有待经营，此又最苦事。故"节俭"二字，始终不可忘。

衣食二端，乃养生切要事。然必购珍异⑬之物，方谓于体有益，岂非转多烦扰！食但慊⑭其心所欲，心欲淡泊，虽肥浓亦不悦口；衣但安其体所习，鲜衣华服，与体不相习，举动便觉乖宜⑮。所以食取

---

① 涉猎：经历。
② 妄想：荒谬的想法，不切实际的打算。
③ 奚：疑问代词，何也。
④ 介意：把不愉快的事记在心里，在意。
⑤ 忿：愤怒，怨恨，使……忿怒。
⑥ 苟不见几：苟，假设，如果。几，事情的细微迹象或动向。
⑦ 世事：世务，尘俗之事。
⑧ 是非：指辨别是非。
⑨ 心气：心情。
⑩ 《语》：即《论语》，引自《论语·季氏》。
⑪ 耗费：消耗。
⑫ 奉身：养身，守身。
⑬ 珍异：珍贵奇特的食物或用品。
⑭ 慊(qiè怯)：满足。
⑮ 乖宜：不适宜。

称意，衣取适体，即是养生之妙药。

凡事择人代劳，事后核其成可也。或有必亲办者，则毅然①办之。亦有可姑置②者，则决然置之。办之所以安心③，置之亦所以安心，不办又不置，终日往来萦怀④，其劳弥甚。

老年肝血渐衰，未免性生急躁⑤，旁人不及应，每至急躁益甚，究无济于事也。当以一"耐"字处之，百凡自然就理。血气既不妄动⑥，神色亦觉和平⑦，可养身兼养性⑧。

年高则齿落目昏，耳重听，步蹇涩⑨，亦理所必致。乃或因是怨嗟，徒生烦恼，须知人生特不易到此地位耳。到此地位，方且自幸不暇，何怨嗟⑩之有？

寿为五福⑪之首，既得称老，亦可云寿。更复食饱衣暖，优游杖履，其获福亦厚矣。人世间境遇何常？进一步想，终无尽时；退一步想，自有余乐。《道德经》曰："知足不辱，知止不殆⑫，可以长久。"

身后之定论⑬，与生前之物议⑭，己所不及闻、不及知，同也。

---

① 毅然：坚决，毫不犹豫。
② 姑置：指姑且搁下。
③ 安心：心情安定。
④ 萦怀：牵挂在心。
⑤ 急躁：碰到不称心的事情马上激动不安。
⑥ 妄动：轻率地行动，盲目地行动。
⑦ 和平：平静，宁静。
⑧ 养性：谓修养身心，涵养天性。
⑨ 蹇(jiǎn 简)涩：指步履艰难。蹇，脚跛。涩，阻力大，不润滑。
⑩ 怨嗟：怨恨叹息。
⑪ 五福：古人认为的五种幸福，包括寿、富、康宁、攸好德、考终命。语出《尚书·洪范》。
⑫ 殆：危险。
⑬ 定论：确定的论断。
⑭ 物议：众人的议论。

然一息尚存，必无愿人毁己者，身后亦犹是耳。故君子疾①没世而名不称，非务名也。常把一名字着想，则举动自能检饬②，不至毁来，否即年至期颐③，得遂考④终，亦与草木同腐。《道德经》曰："死而不亡者寿。"谓寿不徒在乎年也。

【点评】本章主要告诫老年人要知足、不贪心，看开放下，修身养性，颐养天年，通过调摄情绪来使内心安定。不可有妄念、不要有怒气、不劳心、不急躁、不说人是非、不计较长短。老人不宜耗费精力去换取财富、名利。食物和衣服都要选择适合自己的。生命的价值不仅在于年龄的长短，更在于活得是否有意义。

见客

《记·王制》曰："七十不与⑤宾客之事。"盖以送迎仆仆⑥，非老年所能胜⑦。若夫来而不往，《记》以为非礼，岂所论于老年。予尝有扫径诗云："积闲成懒痼难砭⑧，扫径欣看客迹添，若要往来拘礼法，

---

① 疾：厌恶，憎恨。
② 检饬：谓检点，自我约束。
③ 期颐：指人活到 100 岁。
④ 考：寿也。
⑤ 与：参与，参加。
⑥ 仆仆：奔走劳顿貌。
⑦ 胜：禁得起，受得住。
⑧ 痼难砭(biān 边)：长期养成的习惯很难改正。

尔音金玉①亦无嫌。"

见客必相揖②，礼本不可废，但恐腰易作酸，此礼竟宜捐弃③。腰为肾之府，肾属水，水动则生波。又按《蠡海集》云："肺居上，肝居下。一鞠躬则肺腑肝仰矣。"故嵇康④言："礼岂为我辈设?"愚谓揖岂为老年设？

客至进茶，通行之礼，茶必主客各一，谓主以陪客也。老年交好来往，定皆习熟⑤，止以佳茗进于客可耳。若必相陪，未免强饮，或谓设而不饮亦可，又安用此虚文⑥？

老年人着衣戴帽，适体⑦而已，非为客也。热即脱，冷即着，见客不过便服。如必肃衣冠⑧而后相接，不特脱着为烦，寒温亦觉顿易，岂所以适体乎？《南华经》曰："是适人之适，而不自适其适者也。"倘有尊客过访，命阍人⑨婉辞也可。

凡客虽盛暑，其来也必具衣冠，鹄立⑩堂中，俟主人衣冠而出。客已热不能胜，当与知交约，主不衣冠⑪，则客至即可脱冠解衣。本为便于主，却亦便于客。

喜谈旧事，爱听新闻，老人之常态，但不可太烦，亦不可太久，

---

① 尔音金玉：语本《诗·小雅·白驹》，指把自己的音讯视作金玉一样珍惜，即很少联系来往。

② 揖：古代的拱手礼。

③ 捐弃：抛弃。

④ 嵇康(224—263)：字叔夜，谯国铚县(今安徽省濉溪县)人。三国时期曹魏思想家、音乐家、文学家。

⑤ 习熟：犹熟悉，熟知。

⑥ 文：规定、仪式。

⑦ 适体：谓适应身体的需求。

⑧ 衣冠：泛指衣着，穿戴。

⑨ 阍(hūn 昏)人：守门人。

⑩ 鹄(hú 胡)立：直立。鹄，即天鹅。

⑪ 衣冠：此处指穿衣戴冠。

少有倦①意而止。客即在座，勿用周旋。如张潮②诗所云："我醉欲眠卿且去"可也。大呼大笑，耗人元气③，对客时亦须检束④。

往赴筵宴⑤，周旋揖让⑥，无此精力⑦，亦少此意兴，即家有客至，陪坐陪饮，强以所不欲，便觉烦苦。至值花晨月夕⑧，良友欢聚，偶尔开樽设馔⑨，随兴所之可也，毋太枯寂。

庆吊⑩之礼，非老年之事，自应概为屏绝⑪。按：礼重居丧⑫，《曲礼》⑬犹曰："七十惟衰麻⑭在身，饮酒食肉处于内。"又《王制》⑮曰："八十齐衰⑯之事弗及也。"况其他乎！

【点评】本章主要论述老年人在见客时的注意事项。因为老年人易疲劳，所以很多礼仪制度能省则省，不要勉强自己做不想做的事而耗散精力，宴席、婚丧之事均宜谢绝。若是熟悉的老朋友相聚，则可互相约定不拘泥于礼数，凭各自喜好相处。

---

① 倦：疲乏。

② 张潮（1650—？）：字山来，号心斋，安徽歙县人。清代文学家、小说家、刻书家，官至翰林院孔目。

③ 元气：中医学名词。指人体的正气，与"邪气"相对。

④ 检束：检点，约束。

⑤ 筵宴：宴会，酒席。

⑥ 揖让：古代客人与主人相见时礼节，互相作揖谦让。

⑦ 精力：精神和体力。

⑧ 花晨月夕：有鲜花的早晨，有明月的夜晚。泛指美好的时光和景物。

⑨ 设馔：饮食，吃喝。

⑩ 庆吊：庆贺与吊慰。亦指喜事与丧事。

⑪ 屏绝：遮挡，拒绝。

⑫ 居丧：犹守孝。

⑬ 《曲礼》：即《礼记·曲礼》。

⑭ 衰麻：指孝服。

⑮ 《王制》：即《礼记·王制》。

⑯ 齐衰：祭祀和吊丧。齐，通"斋"，指祭祀之前清心洁身，此指祭祀。

出门

邵子自言四不出，大风、大雨、大寒、大热也。愚谓非特不可出门，即居家亦当密室静摄，以养天和。大雷大电，尤当缄口^①肃容，敬天之怒。如值春秋佳日，扶杖逍遥^②，尽可一抒沉郁之抱^③。

偶然近地游览，茶具果饵^④，必周备以为不时之需^⑤。置食篦^⑥，竹编如盒，叠作数层，外以环约之，使一手可提。《记·王制》曰："膳饮^⑦从于游。"乃兼具酒食。如近地亦非必备。

春秋寒暖不时，即近地偶出，棉夹衣必挈^⑧以随身。往往顷刻^⑨间气候迥异^⑩，设未预备，乍^⑪暖犹可，乍凉即足以为患。

乘兴^⑫而出，不过迩^⑬在村郭间，可泛小舟，舟前后必障蔽^⑭。乐天诗所谓"一茎竹篙剔船尾，两幅青幕覆船头"也。舟中不能设椅，屹坐摇杌^⑮，殊觉不宁，制环椅无足，平置舟板上，与坐环椅无别。

---

① 缄口：闭嘴不言。
② 逍遥：悠然自得的样子。
③ 抱：想法，心情。
④ 果饵：糖果点心的总称。
⑤ 不时之需：随时的需要。
⑥ 篦：竹箱。
⑦ 膳饮：犹饮食。
⑧ 挈：带，领。
⑨ 顷刻：片刻，极短的时间。
⑩ 迥异：大为不同。
⑪ 乍：忽然。
⑫ 乘兴：趁一时高兴，兴会所至。
⑬ 迩：与遐相对，近也。
⑭ 障蔽：遮蔽，遮盖。
⑮ 杌：小矮凳。

居家时不妨移置便榻，亦堪小坐。

舟中另置褥，厚而狭者，可坐可卧；另置枕，短而高者，可靠手，可枕首。微觉懒倦，有此则坐卧胥①安。

足力尚健者，备游山鞋，每制必二緉②。上山则底前薄后厚，下山则底前厚后薄，趁宜而着，命童子携之。古人有登山屐③，去屐前齿，亦此意。

折叠凳，游具也。四足两两交加，边则但具前后，以木棉缕绷为面，软而可折，今俗称马踏子，其制昉自前明，见《三才图会》④。予诗有"稳坐看山权当榻，不妨折叠入游囊"之句。凡出门，命携以相随，足力倦即堪少坐，不必专为游山也。

太白⑤诗："饭颗山⑥头逢杜甫，头戴笠子日卓午⑦。"又东坡戴笠行雨中，绘《笠屐图》。笠为古人所恒用，御雨兼障日⑧。夏秋之初，或倚杖而出，亦可预办。制以棕与藤，俱嫌少重，竹为骨；皂纱⑨蒙其上，似较轻便。另用纱三⑩寸许，垂于笠边，谓之笠檐⑪，亦堪障日。

老年出不远方，无过往来乡里。《曲礼》曰："行役以妇人。"谓设有不得已而远行，所以虑之周也。以妇人者，妇人举动柔和⑫，故用

---

① 胥：齐，皆。
② 緉（liǎng 两）：一双。古代计算鞋或袜的单位。
③ 屐：木头鞋，泛指鞋。
④ 《三才图会》：又名《三才图说》。明朝王圻及其儿子王思义撰写的百科式图录类书。
⑤ 李白（701—762）：字太白，号青莲居士，又号"谪仙人"。唐代浪漫主义诗人。
⑥ 饭颗山：相传是唐代长安附近的一座山。引诗出自李白《戏赠杜甫》。
⑦ 卓午：正午。
⑧ 御雨兼障日：御雨，挡雨。障日，遮蔽日光。
⑨ 皂纱：黑色的纱。
⑩ 三：同治本作"二"。
⑪ 笠檐：指笠帽周围覆下的部分。
⑫ 柔和：温和，温柔。

之。然此亦古人优体衰羸①，不嫌过于委曲②，苟有勤谨童仆，左右习惯者，未始不可用。

远道行李，必作信宿③计。各项周备④外，其要尤在床帐。办阔大折叠凳二_{其制见前}，或棕绷之，或皮绷之，两凳相接而排，长广恰如床式，闻军营中多用此。帐用有骨子可以架起者_{制详四卷帐内}。

严冬远出，另备帽，名"将军套"。皮制边，边开四口，分四块，前边垂下⑤齐眉，后边垂下遮颈，旁边垂下遮耳及颊，偶欲折上，扣以钮，仍如整边。趁⑥寒趁暖，水陆俱当。

【点评】本章主要论述老年人出门时应考虑的方方面面。大风、大雨、大寒、大热的天气，不但不能出门，还应在家静养。天气好时，外出宜带好食物。若出远门，为防气候突变，要多带些衣服。走路较多时，还应准备便于步行的鞋子。

防疾

心之神发于目⑦，肾之精发于耳⑧。《道德经》⑨曰："五色⑩令人

---

① 衰羸：衰老瘦弱。
② 委曲：曲从。
③ 信宿：连住两夜。
④ 周备：严密完备，周密完备。
⑤ 垂下：低垂挂下。
⑥ 趁：通"称"，适合。
⑦ 心之神发于目：由心主导的精神、意识、思维活动可以通过眼睛反映出来。
⑧ 肾之精发于耳：由肾贮存、封藏的人身精气，可通过耳朵反映出来。
⑨ 《道德经》：即《老子》。
⑩ 五色：青、赤、黄、白、黑五种颜色，比喻缤纷绚丽的色彩。

目盲，五音①令人耳聋。"谓淆乱②其耳目，即耗敝③其精神。试于观剧时验④之：静默安坐，畅领声色之乐，非不甚⑤适。至歌阑舞罢⑥，未有不身疲力倦者，可恍悟⑦此理。

久视伤血，久卧伤气，久坐伤肉，久立伤骨，久行伤筋。此《内经》五劳所伤⑧之说也。老年惟久坐、久卧不能免，须以导引⑨诸法，随其坐卧行之（导引有睡功、坐功，见本卷末）。使血脉流通，庶⑩无此患。

男女之欲⑪，乃阴阳自然之道。《易·大传》⑫曰："天地绸缊⑬，男女构精⑭"是也。然《传》引损卦爻⑮以为言，损乃损刚益柔之象，故自然之中，非无损焉。老年断欲，亦盛衰自然之道。损之爻辞曰"窒欲⑯"是也。若犹未也，自然反成勉强，则损之又损，必至损年。

五脏俞穴⑰，皆会于背。夏热时，有命童仆扇风者，风必及之，

---

① 五音：宫、商、角、徵、羽五个基本音阶，比喻纷繁、悦耳的音乐。
② 淆乱：混淆，混乱。
③ 耗敝：耗费损害。
④ 验：验证。
⑤ 甚：什么。
⑥ 歌阑舞罢：歌曲舞蹈都结束了。阑，将尽，快要完了。
⑦ 恍悟：猛然省悟。
⑧ 五劳所伤：病证名，因劳逸不当，气、血、筋、骨活动失调而引起的五类劳损。
⑨ 导引：呼吸运动与肢体运动相结合的一种古代养生术。
⑩ 庶：差不多，表可能或期望。
⑪ 男女之欲：性欲。
⑫ 《易·大传》：即《易传》，解释《易经》的文集。
⑬ 绸缊(yīn yūn 因晕)：古代指天地阴阳二气交互作用的状态。
⑭ 构精：两性交合。
⑮ 《传》引损卦爻：《传》，《周易》分《经》和《传》两部分。损卦，《易经》第四十一卦。爻，爻辞。
⑯ 窒欲：抑制欲望。
⑰ 五脏俞穴：即五脏背俞穴，指脏腑之气输注于背部的一些特定穴位。

则风且入脏，贻患①非细，有汗时尤甚。纵不免挥扇，手自挥动，仅及于面，犹之御风②而行，俱为可受。静坐则微有风来，便觉难胜，动阳而静阴，面阳而背阴也。

时疫③流行，乃天地不正之气，其感人也，大抵由口鼻入。吴又可④论曰："呼吸之间，外邪因而乘之，入于膜原⑤"是也。彼此传染，皆气感召。原其始，莫不因风而来。《内经》所谓风者，善行而数变⑥。居常出入，少觉有风，即以衣袖掩口鼻，亦堪避疫。

窗隙门隙之风，其来甚微，然逼于隙而出，另有一种冷气，分外尖利，譬⑦之暗箭焉。中人于不及备，则所伤更甚，慎⑧毋以风微而少耐之。

酷热之候，俄然⑨大雨时行，院中热气逼入于室，鼻观⑩中并觉有腥气者，此暑之郁毒，最易伤人。《内经》曰："夏伤于暑，秋为痎疟⑪。"须速闭窗牖，毋使得入。雨歇又即洞开，以散室中之热。再如冷水泼地，亦有暑气上腾，勿近之。

饱食后不得急行，急行则气逆⑫，不但食物难化，且致壅塞⑬。

---

① 贻患：留下祸患。
② 御风：乘风飞行。
③ 时疫：瘟疫。一时流行的传染病。
④ 吴又可（1582—1652）：名有性，又可为其字，明代江苏吴县人。明末清初著名温病学家，著有《温疫论》。
⑤ 膜原：温病辨证中指邪在半表半里的位置。
⑥ 善行而数变：指风病具有病位游走不定、变幻无常，变化多端而迅速的特点。
⑦ 譬：打比方。
⑧ 慎：小心，当心。
⑨ 俄然：时间很短，突然间。
⑩ 鼻观：鼻孔。
⑪ 痎疟：即疟疾的总称。《说文》"痎，二日一发疟也。"
⑫ 气逆：中医术语。谓气上冲而不顺。
⑬ 壅塞：阻塞。

《内经》所谓"浊气在上，则生膜胀①。"饥不得大呼大叫，腹空则气既怯，而复竭之，必伤肺胃。五脏皆禀气于胃，诸气皆属于肺也。

凡风从所居之方来，为正风②，如春东风、秋西风，其中人也浅；从冲后来为虚风③，如夏北风、冬南风。温凉因之顿异，伤人最深。当加意调养，以补救天时。凉即添衣，温毋遽④脱，退避密室，勿犯其侵。

三冬⑤天地闭，血气伏，如作劳出汗，阳气渗泄⑥，无以为来春发生之本，此致病之原也。春秋时大汗，勿遽脱衣，汗止又须即易，湿气侵肤，亦足为累。

石上日色晒热，不可坐，恐发臀疮⑦。坐冷石，恐患疝气⑧。汗衣勿日曝，恐身长汗斑。酒后忌饮茶，恐脾成酒积⑨。耳冻勿火烘，烘即生疮。目昏毋洗浴，浴必添障。凡此日用小节，未易悉数，俱宜留意。

【点评】本章主要是告诫老人预防疾病应该从小事做起，行、走、坐、卧、衣、食、住、行等方面均需要注意。避免久看、久听、久卧、久坐、久立、久行，若感觉不适，可行导引术，使血脉畅通。出汗后，应避风，以免受凉。流行病高发期，应戴口罩遮住口鼻。暑天下大雨时要注意关闭门窗，以防暑气蒸腾，侵袭人体。

---

① 膜胀：病证名。指胸膈或上腹部胀满不适。
② 正风：指自然界的正常气候。
③ 虚风：外界致病因素之一。与"正风"相对，指时令不相应的异常气候。
④ 遽：匆忙，惊慌，突然。
⑤ 三冬：冬季三月，即冬季。
⑥ 渗泄：慢慢地透入或泄漏。
⑦ 臀疮：屁股皮肤上肿烂溃疡的病。
⑧ 疝气：通常指腹股沟部的疝。俗称小肠气。
⑨ 酒积：以食滞成积为主症的酒病。

慎药

老年偶患微疾①，加意调停饮食，就食物中之当②病者食之。食亦宜少，使腹常空虚，则络脉易于转运③，元气渐复，微邪自退，乃第一要诀。

药不当病，服之每未见害，所以言医易，而医者日益多。殊不知既不当病，便隐然受其累，病家不觉，医者亦不自省④。愚谓微病自可勿药有喜⑤，重病则寒凉攻补，又不敢轻试。谚云："不服药为中医"，于老年尤当。

病有必欲服药者，和平⑥之品甚多，尽可施治。俗见以为气血衰弱，攻与补皆必用人参。愚谓人参不过药中一味耳，非得之则生，弗得则死者。且未必全利而无害，故可已即已。苟⑦审病确切，必不可已，宁⑧谓人参必戒用哉？

凡病必先自己体察⑨，因其所现之证⑩，原其致病之由，自顶至踵⑪，寒热痛痒何如，自朝至暮，起居食息何如，则病情已得，施治

---

① 微疾：小病，轻微的疾病。
② 当：抵挡。
③ 转运：循环运转。
④ 自省：自行省察，自我反省。
⑤ 有喜：病愈。
⑥ 和平：指气性平和的药物。
⑦ 苟：如果，假使。
⑧ 宁：岂，难道。
⑨ 体察：体验察看。
⑩ 证：指疾病的证候。
⑪ 自顶至踵：从头到。顶，头顶。踵，脚后跟。

亦易。至切脉又后一层事。所以医者在乎问之详，更在病者告之周也。

方药①之书，多可充栋②，大抵各有所偏，无不自以为是。窃考方书最古者，莫如《内经》，其中所载方药，本属无多，如不寐用半夏秫米汤③，鼓胀用鸡矢醴④，试之竟无效，他书可知。总之，同一药而地之所产各殊，同一病而人之禀气又异，更有同一人、同一病、同一药，而前后施治，有效有不效，乃欲于揣摹⑤仿佛中求其必当，良非易事，方药之所以难于轻信也。

《本草》⑥所载药品，每曰服之延年，服之长生⑦，不过极言其效而已，以身一试可乎？虽扶衰补弱，固药之能事，故有谓治已病不若治未病⑧。愚谓以方药治未病，不若以起居饮食调摄于未病。

凡感风感寒暑，当时非必遽病，《内经》所谓邪之中人也，不知于其身。然身之受风受寒暑，未有不自知，病虽未现，即衣暖饮热，令有微汗，邪亦可从汗解。《道德经》曰："夫惟病病⑨，是以不病。"

病中食粥，宜淡食，清火利水，能使五脏安和，确有明验，患泄泻⑩者尤验。《内经》曰："胃阳弱而百病生，脾阴足而万邪息。"脾胃

---

① 方药：中医的药物和方剂。
② 充栋：形容藏书之富，可以堆满屋子。
③ 不寐用半夏秫米汤：不寐，中医病名，是以经常不能获得正常睡眠为特征的一类病证。半夏秫米汤，《内经》十三方之一，专为不寐而设。
④ 鼓胀用鸡矢醴：鼓胀，肝病日久，肝脾肾功能失调，气滞、血瘀、水停于腹中所导致的以腹胀大如鼓，皮色苍黄，脉络暴露为主要临床表现的一种病证。醴，指酒。
⑤ 揣摹：有揣度、估量、研究等意思。
⑥ 《本草》：泛指本草类医书。
⑦ 长生：延长生命。
⑧ 治未病：是采取预防或治疗手段，防止疾病发生、发展的方法。
⑨ 病病：把疾病当做忧患，时刻谨慎预防。
⑩ 泄泻：古人将大便溏薄者称为"泄"，大便如水注者称为"泻"。

乃后天之本，老年更以调脾胃为切要。

人乳汁，方家谓之白朱砂，又曰仙人酒。服食法：以瓷碗浸滚水内，候热，挤乳入碗，一吸尽之，勿少冷。又法：以银锅入乳，烘干成粉，和以人参末，丸如枣核大，腹空时噙①化两三丸。老人调养之品，无以过此。此则全利而无害，然非大有力者不能办。

程子②曰："我尝夏葛而冬裘③，饥食而渴饮，节嗜欲④，定心气，如斯而已矣。"盖谓养生却病，不待他求。然定心气实是最难事，亦是至要事⑤。东坡诗云："安心是药更无方。"

术家有延年丹药之方，最易惑人，服之不但无验，必得暴疾。其药大抵煅炼金石，故峻厉⑥弥甚。《列子》曰："禀生受形，既有制之者矣，药石其如⑦汝乎？"或有以长生之说问程子，程子曰："譬如一炉火，置之风中则易过，置之密室则难过。"故知人但可以久生，而不能长生。老年人惟当谨守烬余⑧，勿置之风中可耳。

【点评】"慎药"这章主要是针对老年人服药治病、养生提出的建议。能用食物疗愈的疾病，就不要去选择药物治疗。如果生病了必须吃药，应先选择气味平和的药物。老年人生病时喝粥，有利于调理脾胃，使五脏安和。这个建议对于老年保健品泛滥的今天，也同样适用。

---

① 噙：含在口里。
② 程子：即程颐(1033—1107)，字正叔。人称伊川先生，北宋洛阳人，著名理学家。
③ 夏葛而冬裘：葛，葛麻衣。裘，皮衣。
④ 嗜欲：嗜好与欲望。
⑤ 要事：重要的事项、事情。
⑥ 峻厉：犹严厉。
⑦ 如：适合。
⑧ 烬余：指快燃尽的火苗。

消遣

笔墨挥洒，最是乐事。素善书画者，兴到时不妨偶一为之。书必草书，画必兰竹，乃能纵横①任意，发抒性灵②，而无拘束③之嫌。饱食后不可捉笔，俯首倚案，有碍胃气。若因应酬促逼，转成魔障④。

棋可遣闲⑤，易动心火⑥，琴能养性，嫌磨指甲。素即擅长⑦，不必自为之。幽窗邃室⑧，观奕听琴，亦足以消永昼⑨。

能诗者偶而得句，伸纸而书，与一二老友共赏之，不计工拙⑩，自适其兴可也。若拈题⑪或和韵，未免一番着意，至于题照及寿言挽章，概难徇情⑫。

法书⑬名画，古人手迹所存，即古人精神所寄。窗明几净，展玩一过，不啻晤⑭对古人，谛审⑮其佳妙，到心领神会处，尽有默默自

---

① 纵横：奔放，驰骋，无阻碍无拘束。
② 性灵：指人的精神、性情、情感。
③ 拘束：过分拘束自己，显得不自然。
④ 魔障：借指一切障碍、磨难。
⑤ 遣闲：打发闲暇。
⑥ 心火：指内心的激动或忿怒等情绪。
⑦ 擅长：在某方面有特长。
⑧ 邃室：密室。
⑨ 永昼：漫长的白天。
⑩ 拙：粗劣。
⑪ 拈题：旧时文人集会作诗的一种方式，个人或自己拈阄作诗。
⑫ 徇情：无原则地曲从人情。
⑬ 法书：名家的书法范本。
⑭ 不啻晤：不啻，等同。晤，相遇，见面，面对面。
⑮ 谛审：仔细地审查。

得之趣味在。

院中植花木数十本，不求名种异卉①，四时不绝便佳；呼童灌溉②，可为日课。玩其生意，伺其开落，悦目赏心，无过于是。

鹤，野鸟也，性却闲静，园圃宽阔之所即可畜，去来饮啄，任其自如，对之可使躁气顿蠲③。若笼画眉，架鹦鹉，不特近俗，并烦调护，岂非转多一累？

阶前大缸贮水，养金鱼数尾，浮沉④旋绕于中，非必池沼然后可观。闲亿时观鱼之乐，即乐鱼之乐。既足怡情⑤，兼堪清目。

拂尘涤砚，焚香烹茶，插瓶花，上帘钩，事事不妨身亲之。使时有小劳，筋骸血脉乃不凝滞⑥，所谓流水不腐，户枢不蠹⑦也。

【点评】本章主要是论述老年人如何消遣生活，去哪儿玩、玩什么、何时玩，都有讲究。擅于书画的老人，可以通过写字、作画来纵横挥洒，但是饭后立即提笔，俯伏于桌上，则不利于消化。下棋时不要动心火，写文章不要耗心神，只要舒心就好，不用计较好坏。赏花、养鸟、观鱼、焚香、煮茗时，不妨顺带活动筋骨。

---

① 卉：草的总称。
② 灌溉：浇灌。
③ 蠲(juān 捐)：去除。
④ 浮沉：漂浮。
⑤ 怡情：怡悦心情。
⑥ 凝滞：聚结。
⑦ 流水不腐，户枢不蠹：流动的水不会发臭，转动的门轴不遭虫蛀。比喻经常运动，生命力才能持久，才有旺盛的活力。

导引

导引之法甚多，如八段锦、华佗五禽戏、娑罗门十二法、天竺按摩诀之类，不过宣畅气血、展舒筋骸，有益无损。兹择老年易行者附于下，分卧功、立功、坐功三项，至于叩齿咽津，任意为之可也。修炼家有纳气、通三关、结胎成丹①之说，乃属左道②，毋惑③。

仰卧，伸两足，竖足趾，伸两臂，伸十指，俱着力向下，左右连身牵动数遍。

仰卧，伸左足，以右足屈向前，两手用力攀至左及胁，攀左足同，轮流行。

仰卧，竖两膝，膝头相并，两足向外，以左右手各攀左右足，着力向外数遍。

仰卧，伸左足，竖右膝，两手兜住右足底，用力向上，膝头至胸，兜左足同，轮流行。

仰卧，伸两足，两手握大拇指，首着枕，两肘着席，微举腰摇动数遍。

正立，两手叉向后，举左足空掉数遍，掉右足同，轮流行。

正立，仰面昂胸，伸直两臂向前，开掌相并，抬起如抬重物，高及首，数遍。

---

① 结胎成丹：结胎，内丹术术语，谓结内丹。成丹，炼成内丹。《诸真圣胎神用诀》："龙虎相交，谓之内丹。"

② 左道：指背离中道的邪魔外道，亦即错误的修行方法。

③ 惑：使迷乱。

正立，横伸两臂，左右托开，手握大拇指，宛转顺逆摇动，不计遍。

正立，两臂垂向前近腹，手握大拇指，如提百钧重物，左右肩俱耸动，数遍。

正立，开掌，一臂挺直向上，如托重物，一臂挺直向下，如压重物，左右手轮流行。

跌坐①，擦热两掌，作洗面状，眼眶鼻梁耳根各处周到，面觉微热为度。

跌坐，伸腰，两手置膝，以目随头左右瞻顾，如摇头状，数十遍。

跌坐，伸腰，两臂用力，作挽硬弓势，左右臂轮流互行之。

跌坐，伸腰，两手仰掌，挺肘用力，齐向上，如托百钧重物，数遍。

跌坐，伸腰，两手握大拇指作拳，向前用力，作捶物状，数遍。

跌坐，两手握大拇指，向后托实坐处，微举臀，以腰摆摇数遍。

跌坐，伸腰，两手置膝，以腰前扭后扭，复左侧右侧，全身着力，互行之，不计遍。

跌坐，伸腰，两手开掌，十指相叉，两肘拱起，掌按胸前，反掌推出，正掌挽来，数遍。

跌坐，两手握大拇指作拳，反后捶背及腰，又向前左右交捶臂及腿，取快而止。

跌坐，两手按膝，左右肩前后交扭，如转辘轳，令骨节俱响，背觉微热为度。

---

① 跌坐：两脚相盘端坐，左脚放在右腿上，右脚放在左腿上。

【点评】本章主要论述老年人如何通过导引法延年益寿。除流传已久的八段锦、华佗五禽戏等导引法外，曹庭栋介绍的导引法动作幅度较小，简单易掌握，可在室内进行。老年人每日坚持练习，可宣通气血、舒展筋骨，有益无害。另外，叩齿、咽津也可随时做。

慈山居士　著

书室

学不因老而废，流览书册，正可借以遣闲①，则终日盘桓②，不离书室。室取向南，乘阳也。《洞灵经》③曰："太明伤魂，太暗伤魄。"愚按④：魂为阳气之英⑤也，魄为阴体之精也。所谓伤者，即目光可验。如太明就暗，则目转昏，伤其阳也；太暗就明，则目转眯，伤其阴也。又《吕氏春秋》⑥曰："室大多阴，多阴则痿⑦。"痿者，喻言肢体懈弛，心神涣散之意。室中当户⑧，秋冬垂幕，春夏垂帘，总

① 遣闲：打发闲暇。
② 盘桓：徘徊，逗留。
③ 《洞灵经》：即《洞灵真经》，又称《亢仓子》《亢桑子》《庚桑子》，旧题周朝庚桑楚撰。收入《道藏》。
④ 按：编者曹庭栋所加的按语或论断。
⑤ 英：精华。
⑥ 《吕氏春秋》：秦国丞相吕不韦主持编纂，一般认为是先秦杂家著作。
⑦ 痿：身体某部分萎缩或丧失功能的疾病。
⑧ 当户：对着门户。

为障风而设。晴暖时仍可钩帘卷幕，以挹①阳光。《内经》曰："风者，百病之始也。"又曰："古人避风如避②矢石焉。"其危词相儆如此，当随时随地留意避之。

三秋凉气尚微③，垂幕或嫌其密，酌疏密之中，以帘作里，蓝色轻纱作面，夹层制之，日光掩映④，葱翠照入几榻间。许丁卯⑤诗所谓"翠帘凝晚香"也，可以养天和⑥，可以清心目。

每日清晨，室中洞开窗户，扫除一遍，虽室本洁净，勿暂辍⑦，否则渐生故气。故气即同郁蒸之气，入于口鼻，有损脾肺。脾开窍于口⑧，肺开窍于鼻⑨也。古人扫必先洒水，湿日积，似亦非宜。严冬取干雪洒地而扫，至佳。常时用木屑微润以水，亦能粘拌尘灰，不使飞扬⑩，则倍加洁净。

卑湿⑪之地不可居。《内经》曰："地之湿气，感则害皮肉筋脉。"砖铺年久，即有湿气上侵，必易新砖，铺以板，则湿气较微。板上亦可铺毡，不但举步和软，兼且毡能收湿。《春秋左氏传》⑫晋平公疾，

---

① 挹（yì 易）：引，牵引。

② 避：躲，设法躲开。

③ 三秋：夏历七月为初秋，八月为仲秋，九月为季秋，合称"三秋"。泛指秋季。

④ 掩映：或遮或露，时隐时现。

⑤ 许丁卯：指唐代诗人许浑（约791—858）。因居镇江（今属江苏）丁卯桥旁丁卯庄，人称"许丁卯"，著有《丁卯集》

⑥ 天和：谓自然和顺之理，天地之和气。亦指人体之元气。

⑦ 辍：中止，停止。

⑧ 脾开窍于口：脾主运化饮食水谷，饮食水谷从口而入，口与脾的功能是统一协调的，脾的功能可以从口反映。

⑨ 肺开窍于鼻：肺主呼吸，鼻为气体出入的通道，肺通过鼻与自然界相贯通，肺之经脉与鼻相连，肺的生理和病理状况，可由鼻反映出来。

⑩ 飞扬：向上飘起。

⑪ 卑（bēi 杯）湿：地势低下潮湿。

⑫ 《春秋左氏传》：即《左传》。

秦伯①使医和视之，有雨淫②腹疾之语。谓雨湿之气，感而为泄泻，故梅雨时尤宜远湿。

南北皆宜设窗，北则虽设常关，盛暑偶开，通气③而已。渊明④常言五六月中，北窗下卧，遇凉风暂至，自谓是羲皇上人⑤。此特其文辞佳耳，果如此，入秋未有不病者，毋为古人所愚⑥。

窗作左右开阖⑦者，槛必低，低则受风多。宜上下两扇，俗谓之和合窗，晴明时挂起上扇，仍有下扇作障⑧，虽坐窗下，风不得侵。窗须棂疏⑨则明，糊必以纸则密。

三冬日行南陆⑩，光入窗牖，最为可爱。如院中东西墙峻，日已出而窗未明，日方斜而窗顿暗，惟两旁空阔，则红日满窗，可以永昼⑪。予尝作《园居诗》有"好是东西墙放短，白驹⑫挽得驻疏棂"之句。

室前庭院宽大，则举目开朗⑬，怀抱亦畅，更须树阴疏布，明暗适宜。如太逼室⑭，阳光少而阴气⑮多，易滋湿蒸入室之弊。北向院

---

① 秦伯：秦穆公。

② 淫：浸淫，浸渍。

③ 通气：使空气流通，通风。

④ 渊明：陶渊明（约365—427），又名潜，字元亮，自号五柳先生，死后其好友私赠谥号靖节先生，浔阳（今江西九江）人。东晋著名文学家，田园诗人。

⑤ 羲皇上人：伏羲氏以前的人，即太古的人。比喻无忧无虑，生活闲适的人。

⑥ 愚：欺骗。

⑦ 开阖：开启与闭合。

⑧ 障：阻隔，遮挡。

⑨ 棂疏：窗棂稀疏。

⑩ 三冬日行南陆：三冬，冬季三月。南陆，南方。

⑪ 永昼：漫长的白天。

⑫ 白驹：白色骏马。比喻流逝的时间。

⑬ 开朗：开阔明亮。

⑭ 逼室：狭窄而阻塞不通。

⑮ 阴气：寒气，肃杀之气。

小，湿蒸弥甚，坐榻勿近之。

长夏院中阳光照灼，蓝色布为幄①以障之，妥矣，微嫌光犹耀目，不若荻②帘漏影，兼得通风或剪松枝带叶作棚，时觉香自风来，更妙。如以席蓬遮蔽，非不幽邃③，然久居于中，偶见日色，反易受暑。

高楼下日不上逼，其西偏者，日过午即影移向东，三伏④时可以暂迁书室于此。兼令檐下垂帘，院中障日，南窗向明而时启，北牖虽设而常关，起居其中，尽堪销夏⑤。

【点评】本章主要介绍了老年人设计书房时应注意的事项，不同的季节有不同的方法。总的来说，书房应朝南，有充足的阳光，不可太亮、不可太暗，应避免湿气、风邪的侵袭。每天应打扫书房，勿使尘土飞扬。有条件时可养花种树，以创造良好的读书环境。

书几

几⑥，犹案⑦也，桌也。其式非一。书几乃陈书册，设笔砚。终日坐对之几，长广任意，而适于用者，必具抽替⑧二三，以便杂置文

---

① 幄：帐幕。
② 荻：多年生草本植物，形如芦苇，茎可编席。
③ 幽邃：幽深，深邃。
④ 三伏：是初伏、中伏和末伏的统称，是一年中最热的时节。
⑤ 销夏：解暑，避暑。
⑥ 几：小或矮的桌子
⑦ 案：长形的桌子。
⑧ 抽替：即抽屉。

房之物。抽替不可深，深不过二寸许，太深未免占下地位，坐必碍膝，或左右作抽替，而空其坐处，则深浅①俱可。

檀木瘿木②，作几极佳，但质坚不能收湿，梅雨③时往往蒸若汗出，惟香楠无此弊④。或以漆微揩之，其弊仍不免矣。有黑漆退光⑤者，杜少陵⑥诗所谓"拂拭⑦乌皮几"是也。口鼻呼吸，几面即浮水气，着手有迹，粘纸污书，不堪书几之用。

几上文具罗列⑧，另以盘陈之，俗称多陈盘。或即于几边上作矮栏，勿雕饰，高不过寸，前与两旁三面相同，其两旁栏少短，仅及几之半，则手无障碍⑨。以此杂陈文具，得有遮拦，较胜于盘。

大理石、肇庆石，坚洁光润⑩，俱可作几面，暑月宜之。又有以洋玻璃作几面，檀木镶其边，锡作方池承其下，养金鱼及荇⑪藻于其中，静对可以忘暑。

冬月以毡铺几，非必增暖，但使着手不冷，即觉和柔适意。苏子由⑫诗："细毡净几读文史"。《汉旧仪志》⑬云："冬月加绨⑭锦于几，

---

① 深浅：指深浅程度。

② 瘿木：指楠树树根，可制器具。

③ 梅雨：每年春夏之交，江淮流域出现的阴雨天气。此时恰逢梅子成熟，故名梅雨。

④ 弊：害处，与"利"相对。

⑤ 退光：退光漆，一种生漆。

⑥ 杜少陵：即杜甫(712—770)，字子美，世称杜少陵。祖籍襄阳(今属湖北)，生于河南巩县(今巩义市)，唐代诗人。

⑦ 拂拭：掸掉或擦掉(尘土)。

⑧ 罗列：陈列。

⑨ 手无障碍：意为不碍手，取拿方便。

⑩ 光润：光滑润泽。

⑪ 荇：荇菜，多年生水草，根茎可吃，全草可供药用。

⑫ 苏子由：即苏辙(1039—1112)，字子由。宋朝著名文学家，苏轼之弟。

⑬ 《汉旧仪志》：汉朝卫宏撰。

⑭ 绨：厚绸子。

谓之绨几。"则铺毡便可谓之毡几。夏月铺以竹席。《书·顾命》①曰："敷②重笋席。"注：竹席也。古设以坐，今铺于几，取其凉滑。缘以边，边下垂檐数寸，乃不移动，亦可为几饰。

《记·玉藻》曰："君子居恒当户。"谓向明而坐也。凡设书几，向南，偏着东壁为当。每有向南之室，设书几向西者，取其作字手迎天光，此又随乎人事之便。位置之宜，非必泥古。予旧有自题书室诗："萝③薜缘墙松倚天，园居爱此最幽偏。面西一几南窗下，三十年来坐榻穿。"忆予春秋④二十有八，始起居此室，自今计之，凡⑤五十年，凡榻未尝少更也。

几下脚踏矮凳，坐时必需。凳之制⑥，大抵面作方棂，仅供脚踏而已。当削而圆之，宽着其两头，如辘轳⑦，可以转动，脚心为涌泉穴，俾踏处时时转动，心神为之流畅⑧，名滚脚凳。或几足下四周镶作辘轳式，宽如几面，更觉踏处舒展。

【点评】本章主要介绍了书房内书桌应如何设置。书桌本来仅供写字读书而用，而作者的精心设计，使得它更符合老年人的使用习惯。作者指出，香楠木质地的书桌最好，文具可用盘子装，方便取用。不同季节可用不同的方法布置书桌，如夏季养鱼，冬季铺毛毡。书桌的摆放，应朝着明亮的方向为佳。书桌下，可放

---

① 《书·顾命》：《尚书》的《顾命》篇。
② 敷：铺上。
③ 萝：指女萝，植物名，即松萝。
④ 春秋：年龄。
⑤ 凡：同治本作"几"。
⑥ 制：式样。
⑦ 辘轳：安在井上绞起汲水斗的器具。
⑧ 流畅：流利，通畅。

矮的踏脚凳，还可特制成活动的，以便踩踏时可搓揉涌泉穴，使心神舒畅。

坐榻

有卧榻宽而长者，有坐榻仅可容身①。服虔《通俗文》②曰："榻者，言其塌然近地也。"常坐必坐榻乃适。元微之诗："望山移坐榻。"轻则便于移也。因其后有靠，旁有倚，俗通称为椅子，亦曰环椅。椅面垫贵厚，冬月以小条褥作背靠，下连椅垫铺之，皮者尤妙。

卧榻亦可坐，盘膝跏趺③为宜。背无靠，置竖垫，灯草实之，则不下坠。旁无倚，置隐囊左右各一，不殊椅之有靠有环也。隐囊似枕而高，俗曰靠枕。《颜氏家训》④曰："梁朝全盛时，贵游⑤子弟，坐棋子方褥⑥，凭班丝⑦隐囊。"

环椅之上，有靠有倚，趺坐更适，但为地有限，不能容膝。另备小杌⑧，与椅高低相等者，并于椅之前，上铺以褥，坐极宽平，冬月最宜。偶欲正坐，去杌甚便。

有名醉翁椅者，斜坦背后之靠而加枕，放直左右之环而增长，坐

---

① 容身：安身，存身。
② 《通俗文》：东汉末服虔撰。我国第一部俗语词辞书。
③ 跏趺：佛教修行法术语，即跏趺坐，略称"跏趺"。
④ 《颜氏家训》：南北朝时期颜之推著。
⑤ 贵游：指无官职的王公贵族。泛指显贵者。
⑥ 棋子方褥：指棋格图案的方形坐褥。
⑦ 班丝：一种染以杂色的木棉布。班，通"斑"。
⑧ 杌：杌凳，多指矮小的凳子。

时伸足，分置左右，首卧枕，背着斜坦处，虽坐似眠，偶倦时可以就此少息①。

有名飞来椅者，卧榻上背靠也。木为匡②，穿以藤，无面无足，如镜架式。其端圆似枕，可枕首，后有横干架起，作高低数级，惟意所便。似与竖垫相类，用各有宜。

安置坐榻，如不着墙壁，风从后来，即为贼风③。制屏三扇，中高旁下，阔不过丈，围于榻后，名山字屏。放翁诗"虚斋山字屏"是也。可书座右铭④或格言粘于上。

《李氏一家言》有暖椅式，脚下四围镶板，中置炉火，非不温暖，但老年肾水⑤本亏，肾恶燥，何堪终日熏灼？北地苦寒，日坐暖炕，亦只宜于北地。又有凉杌式，杌下锡作方池，以冷水注之，尤属稚气⑥。

【点评】本章主要介绍了座椅的舒适对于养生的重要性。其指出座椅应该有靠背，皮的尤其好；也可选择在床上盘腿而坐，但最好可以倚靠，有挡风处。老年人不适宜可供烤火取暖的椅子，因年老肾阴不足，烤火会更加耗散津液。文中介绍的座椅，在现今市场上都可购买，老年人只要根据自身需要，选择适合自己的就可以了。

---

① 少息：稍事休息，稍稍休息。
② 匡：通"框"，框架。
③ 贼风：四时不正之风。
④ 座右铭：置于座位旁边（多为右边），用来警戒自己的铭文。
⑤ 肾水：即肾阴。
⑥ 稚气：幼稚可笑。

杖

杖曰扶老，既可步履借力，且使手足相顾，行不急躁①。其长须高过于头一尺许，则出入门户，俾有窒碍②，可以留心检点，虽似少便，《荀子》曰："便者，不便之便也。"古人制作，盖有深意在。

《记·王制》曰："五十杖③于家，六十杖于乡，七十杖于国，八十杖于朝。"礼所当用，用之可也。毋强作少壮，弃置弗问。

杖用竹，取其轻而易举，故扶杖必曰扶邛，亦曰扶筇④。按邛竹产蜀之邛州⑤，根有三歧为异。又节高如鹤膝者，出蜀之叙州⑥，为筇竹。竹类不一，质厚始坚，乃当于用。藤亦可为杖，产两广者佳。有谓藤不及竹，其质较重；有谓竹亦不及藤，年久则脆而易折。物无全用，大抵如是。

《周礼》⑦：伊耆氏掌王之齿杖。谓赐老者杖也。《后汉书》⑧：民年七十授杖。其端以鸠鸟⑨为饰，鸠者，不噎之鸟也。欲老人饮食不噎⑩，

---

① 急躁：心情激动不安。
② 窒碍：障碍，阻碍。
③ 杖：拄着。
④ 筇：古书上说的一种竹子，可以做手杖。
⑤ 邛州：邛崃，位于四川。
⑥ 叙州：宋改戎州置叙州，治所在宜宾，即今四川宜宾翠屏区。
⑦ 《周礼》：《周礼》是儒家经典，十三经之一。
⑧ 《后汉书》：晋代范晔著。上起东汉汉光武帝建武元年（25），下讫汉献帝建安二十五年（220），记载东汉196年的史事。
⑨ 鸠鸟：鸟名。
⑩ 噎：食物塞住了嗓子。

即祝哽祝噎①之意。尝见旧铜鸠，朱翠斓斑，的是汉时杖头物。盖古以铜为之，窃意琢以玉、雕以香俱可，非定用铜也。杖之下须以铜镶，方耐用，短则镶令长二三寸亦可，下必微锐，着地不滑。

近时多用短杖，非杖也。其长与腰齐，上施横干四五寸，以便手执，名曰拐。取梅柘②条，老而坚致，天然有歧出可执者为佳。少壮俱携以游山，及行远道，颇借其力。若老年，或散步旷野，或闲立庭除③，偶一携之。然恒情喜便易而厌委曲④，往往用拐不用杖。制作之本意，恐渐就湮⑤也。

杖头下可悬备用物，如阮修⑥以钱挂杖，所谓杖头钱是也。其式以铜圈钉于杖头下，相去约五六寸，物即缚于圈。有以小瓶插时花，为杖头瓶。《抱朴子》曰："杖悬葫芦，可贮丹药⑦。"又《五岳图》⑧：入山可辟魆魅⑨。

杖有铭，所以寓劝戒⑩之意，古人恒有之。予尝自铭其竹杖曰："左之左之，毋争先；行去自到兮，某水某山。"所谓左之者，扶杖当用左手，则右脚先向前，杖与左脚随其后，步履方为稳顺⑪。扶拐亦然。予近得邛竹杖，截为拐，根有三歧去其一，天然便于手执，恰当

---

① 祝哽祝噎：古代帝王敬老、养老的表示，请年老致仕者饮酒吃饭，设置专人祷祝他们不哽不噎。

② 柘(zhè 这)：植物名。

③ 庭除：庭院。

④ 委曲：细微，琐碎。

⑤ 湮：埋没。

⑥ 阮修(270—311)：字宣子，陈留尉氏人。好《易》《老》，善清言。撰有文集 2 卷，《唐书经籍志》著录。

⑦ 丹药：道教称用丹砂炼制的药物。

⑧ 《五岳图》：即《五岳真形图》。

⑨ 魆魅(xiān mèi 先妹)：传说中的鬼怪。

⑩ 劝戒：规劝，告诫。

⑪ 稳顺：使之妥帖和谐，妥帖和谐。

邛竹之用，或不与削圆方竹同讥也。取《易》履卦九二之爻辞①，镌于上曰："履道坦坦，幽人贞吉②。"

【点评】本章主要介绍手杖对于老年人生活的重要性。手杖是老年人生活中的好伴侣，在古代，手杖又叫"扶老"，是尊老敬贤的标志。如何选择一根合适的手杖呢？要从老年人的需求出发。手杖的质地、轻重、长短、样式以及用途，都需要考虑。一根既实用、又具有文化特色的手杖，是老年人安享晚年的必备品。

衣

衣服有定制。邵子曰："为今人当服今时之衣，惟长短宽窄，期于适体，不妨任意制之，其厚薄酌乎天时③，绵与絮所用各异④。大抵初冬需薄绵，不如絮之薄而匀；严冬需厚絮，不如绵之厚而软。"按《急就篇》⑤注曰："新者为绵，故者为絮。今俗以茧丝为绵，木棉为絮。木棉，树也，出岭南。其絮名吉贝。江淮间皆草本，通谓之木棉者，以其为絮同耳。"放翁诗："奇温吉贝裘⑥"，东坡诗："江东贾客木棉裘"，盖不独皮衣为裘，絮衣亦可名裘也。

---

① 爻辞：指说明《易》六十四卦各爻象的文辞。
② 幽人贞吉：幽人，幽隐之人，隐士，指幽居之士。贞吉，谓占卜问卦，获吉利之爻。
③ 天时：指气候。
④ 各异：特别，与众不同。
⑤ 《急就篇》：又名《急就章》，字书，西汉史游撰。
⑥ 裘：皮衣。

虞、夏、商、周，养老各异其衣，见诸《礼记》①。要之温暖适体，则一也。如今制有口衣，出口外服之，式同袍子，惟袖平少宽，前后不开胯，两旁约开五六寸，俗名之曰一箍圆。老年御寒皮衣，此式最善。极寒时再办长套，表毛于外穿之。古人着裘，必以毛向外，裘之外，加衣曰裼。

皮衣毛表于外，当风则毛先受之，寒气不透里也。如密室静坐无取此，且多着徒增其重，另置大袄，衬入一箍圆内，其长略相等，绸里绸面，上半厚装绵，下半薄装絮，四边缝联，则暖气不散，温厚同于狐貉，而轻软过之。晋·谢万②曰："御寒无复胜绵者。"洵③非虚语。特非所论于当风耳。

方春天气和暖，穿夹袄如常式。若衬入袍子内，制半截者，前后两幅，斜裁而倒合之，下阔上狭以就腰，联其半边，系以带如裙，亦似古人下裳之意，欲长欲短，可随系带之高下。有作半截夏衫，联上截以钮扣，又有以纱葛④作一箍圆，此皆应酬所需，不称老年之服。

隋制有名貉⑤袖者，袖短身短，圉⑥人服之。盖即今之马褂⑦，取马上便捷⑧。家居之服，亦以便捷为宜。仿其裁制，胸前加短襟，袖少窄，长过肘三四寸，下边缝联⑨，名曰紧身。随寒暖为加外之衣，

---

① 《礼记》：又名《小戴礼记》《小戴记》，传为西汉礼学家戴圣所编。儒家经典之一，重在阐明儒家礼的作用和意义。

② 谢万（320—361）：字万石，陈郡阳夏（今河南太康）人，东晋名士，太常谢裒第四子，太保谢安之弟。

③ 洵：诚然，实在。

④ 葛：表面有花纹的纺织品，用丝做经，棉线或麻线等做纬。

⑤ 貉（hé 河）：动物名，为重要毛皮兽之一，毛皮可做皮衣、帽等。

⑥ 圉：养马的地方。

⑦ 马褂：穿在长袍外的对襟短褂。本为满族人骑马穿的服装，故称。

⑧ 捷：直捷而方便。

⑨ 缝联：缝合。亦指做针线活。

夹与棉与皮必俱备，为常服之最适。

式如被幅，无两袖，而总折其上以为领，俗名"一口总"，亦曰"罗汉衣①"。天寒气肃时，出户披之，可御风，静坐亦可披以御寒。《世说》②：王恭披鹤氅行雪中。今制盖本此，故又名"氅衣③"，办皮者为当。

肺俞穴在背。《内经》曰："肺朝百脉，输精于皮毛。"不可失寒暖之节。今俗有所谓"背搭"，护其背也。即古之半臂，为妇人服。江淮间谓之"绰子④"。老年人可为乍⑤寒乍暖之需。其式同而制小异，短及腰，前后俱整幅，以前整幅作襟，仍扣右肩下，衬襟⑥须窄，仅使肋下可缀扣，则平匀不堆垛，乃适寒暖之宜。

领衣同半臂，所以缀领，布为之，则涩⑦而不滑，领无上耸之嫌。钮扣仍在前两肋下，前后幅不用缉合，以带一头缝着后幅，一头缀钮，即扣合前幅，左右同。外加衣，欲脱时，但解扣，即可自衣内取出。

夏虽极热时，必着葛布⑧短半臂，以护其胸背。古有两当衫，谓当胸当背，亦此意。须多备数件，有汗即更。晚间亦可着以就寝，习惯不因增此遂热。

冬夜入寝，毋脱小袄，恐易着冷，装绵薄则反侧为便，式如紧身，袖小加长而已。《左传》：衷其袒服，以戏于朝。注曰：袒音日，

---

① 罗汉衣：古代上层社会妇女的礼服外衣，现多为传统戏曲中的服饰。
② 《世说》：即《世说新语》，南朝刘义庆编。
③ 氅衣：古代罩于衣服外的大衣，可以遮风寒，其形制不一。
④ 绰子：又称背子。宋代妇女通常的服饰。
⑤ 乍：忽然。
⑥ 衬襟：内衣的胸前部分。
⑦ 涩：不光滑。
⑧ 葛布：用葛的纤维织成的布，可以做夏季服装等。

近身衣。《说文》①曰：日日所常服也。即小袄之类。

衬衣亦曰汗衫，单衣也。制同小袄，着体服之。衫以频浣取洁，必用杵捣。《升庵外集》②云："直舂③曰捣。"今易作卧杵捣之，取其便也。"既捣微浆，候半干叠作小方，布裹其外，复用杵捣，使浆性和柔，则着体软滑。有生姜取汁浣衫者，疗风湿寒嗽诸疾。

【点评】本章主要介绍老年人的穿衣方法。穿衣对于老年人之所以很重要，是因为适宜的穿着，能够减少致病因素，为老年人的健康增添保障。本文指出，穿衣要因时制宜、因地制宜，应根据季节、环境量体裁衣，款式、用量都有讲究。但是，不论冬天、夏天，老年人穿衣都要注意保护胸背，以免外邪侵袭肺俞穴而致病。

帽

《通典》④曰："上古衣毛冒皮。"则帽名之始也。阳气至头而极，宁少冷，毋过热。狐貂以制帽，寒甚方宜。若冬月常戴，恐遏抑阳气，未免眩晕为患。入春为阳气宣达之时，尤不可以皮帽暖之。《内经》谓"春夏养阳"，过暖则遏抑⑤太甚。如遏抑而致汗，又嫌发泄矣。皆非养阳之道。帽顶红纬，时制也，少为宜，多则嫌重。帽带或可

---

① 《说文》：即《说文解字》。古代文字学著作，东汉许慎撰。
② 《升庵外集》：明代文学家杨慎撰。
③ 舂(chōng 充)：撞击。
④ 《通典》：典制文献，唐朝杜佑撰，200 卷。
⑤ 遏抑：压制，抑止。

省，老年惟取简便而已。

脑后为风门①穴，脊梁第三节为肺俞②穴，易于受风办风兜如毡雨帽以遮护之。不必定用毡制，夹层绸制亦可，缀以带二，缚于颔下，或小钮作扣，并得密遮两耳。家常出入，微觉有风即携以随身，兜于帽外。《瞿佑诗话》③云："元废宋故宫为寺，西僧皆戴红兜。"盖亦用以障风者。

《周礼·天官掌皮》：共毳④毛为毡。《唐书·黠戛斯⑤传》：诸下皆帽白毡。《辽史》⑥：臣僚戴毡冠。今山左张秋镇所出毡帽，羊毛为之，即本于古。有质甚软者，乍戴亦似与首相习，初寒最宜。渐寒镶以皮边，极寒添以皮里，各制而酌用之。御冬之帽，殆⑦无过此。

幅巾能障风亦能御寒⑧，裁制之式，上圆称首，前齐眉贴额，额左右有带，系于脑后，其长覆及肩背，巾上更戴皮帽亦可。又有截幅巾之半，缀于帽边下，似较简便。唐舆服⑨制有所谓帷帽，此仿佛似之。《后汉书》云："时人以幅巾为雅。用全幅皂而向后，不更着冠，但幅巾束首而已。"按，全幅不裁制，今俗妇人用之，古以为雅⑩，今异宜也。

---

　　① 风门：经络腧穴中的一个穴位名，位于背部，第二胸椎棘突下旁开 1.5 寸，左右各一。

　　② 肺俞：经穴名，属足太阳膀胱经。肺之背俞穴。在背部，当第三胸椎棘突下，旁开 1.5 寸。

　　③ 《瞿佑诗话》：即明代瞿佑所撰的《归田诗话》。

　　④ 毳(cuì 脆)：《说文》："毳，兽细毛也。"

　　⑤ 黠戛斯：唐代西北民族名。地处回纥西北三千里，约当今叶尼塞河上游。

　　⑥ 《辽史》：撰成于元朝，全书 116 卷，记载辽朝的历史。

　　⑦ 殆：大概，几乎。

　　⑧ 御寒：防冷，保暖。

　　⑨ 舆服：车乘和衣冠。

　　⑩ 雅：美好的，高尚的。

乍凉时需夹层小帽，亦必有边者。边须软，令随手可折，则或高或下，方能称意①。又有无边小帽，按，《蜀志》②：王衍③晚年，俗竞为小帽，仅覆其顶，俯首即堕④，谓之"危脑帽"，衍以为不祥，禁之。今小帽无边者，盖亦类是。

梁有空顶帽，隋有半头帻⑤，今儿童帽箍，大抵似之。虚其顶以达阳气，式最善。每见老年，仿其式以作睡帽。窃意春秋时家常戴之，美观不足，适意有余。

【点评】本章主要论述老年人如何选择合适的帽子。帽子具有防寒、防风、保暖、美观的特点，选择材质时以舒适、柔软为宜。但是戴皮帽的时候要注意地域性与季节性，皮帽只有在边远高寒的地区或是特别寒冷的时候才可以戴，否则会有碍阳气的升发，导致头晕眼花。春秋季节可戴空顶帽，以利于头部散热。

带

带之设，所以约束⑥其服，有宽有狭，饰以金银犀玉，不一其制。老年但取服不散漫而已，用径寸大圈，玉与铜俱可，以皂色绸半幅，一头缝住圈上，围于腰，一头穿入圈内，宽紧任意勒之，即将带

---

① 称意：合乎心意。

② 《蜀志》：似指五代时前蜀史志。

③ 王衍（899—926）：即王宗衍，前蜀后主，蜀高祖王建幼子。事见《新五代史·前蜀世家·王衍》

④ 堕：掉下来。

⑤ 帻（zé 泽）：古代的头巾。

⑥ 约束：束缚，管束。

头压定腰旁，既无结束之劳，又得解脱①之便。

有用钩子联络②者，不劳结束，似亦甚便。《吴书》③所谓"钩络带"类是。但腰间宽紧，惟意所适，有时而异，钩子虽可作宽紧两三层，终难恰当，未为适意④之用。

古人轻裘缓带，缓者宽也，若紧紧束缚，未免腰间拘板。少壮整饬⑤仪容，必紧束垂绅⑥，方为合度。老年家居，宜缓其带，则营卫流行，胸膈兼能舒畅。《南华经》⑦曰："忘腰，带之适也"。又放翁诗云："宽腰午饷余"。

或制腰束以代带，广约四五寸，作夹层者二，缉其下缝，开其上口，并可代囊，围于服外，密缀钮扣，以约束之。《记·玉藻》曰："大夫大带四寸。"注：谓广之度也。然则古制有带广四寸者，腰束如之，似亦可称大带⑧。

带可结佩，古人佩觿佩砺⑨，咸资于用。老年无须此，可佩小囊。或要事善忘，书而纳于中，以备省览。再则剔齿签与取耳具，一时欲用，等于急需，亦必囊贮⑩。更擦手有巾，用绤⑪及用绸用皮，随时异宜，俱佩于带。老年一物不周，遂觉不适，故小节亦必加详。

---

① 解脱：解除，解开。
② 联络：彼此交接。
③ 《吴书》：即《三国志·吴书》。
④ 适意：称心，合意。
⑤ 整饬(chì)：整齐，有条理。
⑥ 垂绅：大带下垂。《礼记·玉藻》："凡侍于君，垂绅。"
⑦ 《南华经》：即《庄子》。
⑧ 大带：古代贵族礼服用带，有革带、大带之分。革带以系佩韨，大带加于革带之上，用素或练制成。
⑨ 佩觿(xī希)佩砺(lì立)：觿，古代骨制的解绳结的工具。砺，磨刀石。
⑩ 囊贮：用小囊储存。
⑪ 绤(chī吃)：细葛布。

【点评】本章主要论述老年人选择腰带的注意事项。虽然现代制作腰带的材料丰富，但是老年人在选择腰带时应从方便、实用出发，不必选择过于贵重的腰带。由于老年人消化功能减退，因此，腰带不能系得过紧，以免压迫腹腔脏器，影响血液循环，导致食欲不振。而且，老人在平时还需注意锻炼身体，保持身材匀称、腰围适度。

袜

袜以细针密行，则絮坚实，虽平匀观美，适足未也。须绸里布面，夹层制就，翻入或绵或絮，方为和软适足。又乐天诗云："老遣宽裁袜。"盖不特脱着取便，宽则倍加温暖耳。其长宜过膝寸许，使膝有盖护，可不另办护膝。"护膝"亦曰"蔽膝"。《内经》曰："膝者筋之府①。"不可着冷，以致筋挛②筋转之患。

绒袜颇暖，出陕西者佳，择其质极软滑者，但大小未必恰当，岂能与足贴然。且上口薄，不足护其膝，初冬可着。或购宽大者，缉以皮里，则能增其暖，膝亦可护。

有连裤袜，于裤脚下照袜式裁制，絮薄装之。既着外仍加袜，不特暖胜于常，袜以内亦无裤脚堆折之弊③。

---

① 膝者筋之府：中医学术语。出自《素问·脉要精微论》。
② 筋挛：中医病证名。指肢体筋脉收缩抽急，不能舒转自如。
③ 弊：害处，与"利"相对。

《内经》曰："阴脉集于足下，而聚于足心。"谓经脉①之行，三阴②皆起于足，所以盛夏即穿厚袜，亦非热不可耐，此其验也。故两足四时宜暖。《云笈七签》有"秋宜冻足"之说，不解何义。至夏穿絮袜，自必作热，用麻片捶熟，实之即妥，不必他求也。或天气烦热③，单与夹袜，俱可暂穿。按：袜制见商代，曰"角袜"，两幅相承，中心系带。今穿单夹袜，亦需带系，乃不下坠。老年只于袜口后缀一小钮以扣之，可免束缚④之痕。

袜内将木瓜曝研，和絮装入，治腿转筋。再则袜底先铺薄絮，以花椒、肉桂研末渗入，然后缉就，乍寒时即穿之，可预杜冻疮⑤作患。或用樟脑，可治脚气。陶弘景⑥曰："腿患转筋时，但呼木瓜名，及书士作木瓜字，皆验。"此类乎祝由⑦，存其说可耳。

袜外加套，上及于股，所谓套裤，本属马上所用，取其下体紧密⑧。家居办此，亦颇适于体，可单可夹，可绵可皮，随天时之寒暖，作套外之加减。

袜以内更衬单袜，其长必与加外袜等，半截者不堪用。冬月有以羊毛捻线编就，铺中现成售者，亦颇称足，而暖如穿皮，里袜则无藉此。

---

① 经脉：中医指人体内气血运行的通路。
② 三阴：中医学术语，指六经中的太阴、少阴、厥阴。包括了手三阴和足三阴，共六条经脉。
③ 烦热：闷热，使人烦躁。
④ 束缚：捆绑。
⑤ 冻疮：局部皮肤因受低温损害而成的疮。
⑥ 陶弘景(456—536)：字通明，自号华阳居士，齐梁间丹阳秣陵(今江苏南京)人，道教思想家、医学家、文学家。
⑦ 祝由：古人不用方药，而用符咒治病的方法，叫祝由。因其祝说病由，不劳针石，故云。
⑧ 紧密：十分密切，不可分隔。

【点评】本章主要论述老年人如何选择袜子。袜口应该宽松，方便穿脱。《黄帝内经》认为，足心是阴经汇聚之处，因此，一年四季都要让双足保暖。而且要注意膝盖的保暖，长至膝盖的袜子或是护膝都是不错的选择。制作药袜，可用于治疗不同的疾病，如在袜子中加入磨成粉的木瓜，可用于治疗小腿抽筋；加入花椒、肉桂粉，可预防冻疮。

鞋

鞋即履①也，舄②也。《古今注》③曰："以木置履底，干腊不畏泥湿。"《辍耕录》④曰："舄本鹊字。"舄象取诸鹊，欲人行步知方⑤也。今通谓之鞋。鞋之适足，全系乎底。底必平坦，少弯即碍趾。鞋面则任意为之。乐天尝作"飞云履"，黑绫为质，素纱作云朵，亦创制也。

用毡制底最佳，暑月仍可着，热不到脚底也。铺中所售布底及纸底俱嫌坚实，家制布底亦佳。制法，底之向外一层，薄铺絮，再加布包，然后针缉，则着地和软，且步不作声，极为称足⑥。

底太薄，易透湿气，然薄犹可取，晴燥时穿之，颇轻软。若太厚，则坚重不堪穿。唐·释清珙⑦诗所谓"老年脚力不胜鞋"也。底之

---

① 履：鞋。
② 舄（xì 细）：鞋。
③ 《古今注》：晋代崔豹著，3 卷，古代名物制度考证著作。
④ 《辍耕录》：即《南村辍耕录》，元明之际陶宗仪撰。
⑤ 知方：知道礼法。
⑥ 称足：合脚。
⑦ 释清珙（1272—1352）：即石屋清珙禅师，元代高僧，临济宗第十九世禅师。江苏常熟人。

下有用皮托者，皮质滑，以大枣肉擦之，即涩滞①，总不若不用尤妥②。

《事物纪原》③曰："草谓之屦④，皮谓之履⑤。"今外洋哈剌八，有底面纯以皮制。内地亦多售者。式颇雅，黄梅⑥时潮湿，即居常可穿，非雨具也。然质性坚重，老年非宜。

鞋取宽紧恰当⑦，惟行远道，紧则便而捷；老年家居宜宽，使足与鞋相忘，方能稳适。《南华经》所谓"忘足履之适"也。古有履用带者，宽则不妨带系之。按元舆服制，履有二带。带即所以绾⑧履者。

冬月足冷，勿火烘，脱鞋跌坐，为暖足第一法。绵鞋亦当办，其式鞋口上添两耳，可盖足面。又式如半截靴，皮为里，愈宽大愈暖。鞋面以上不缝，联小钮作扣，则脱着便。

陈桥⑨草编凉鞋，质甚轻，但底薄而松，湿气易透，暑天可暂着。有棕结者，棕性不受湿，梅雨天最宜。黄山谷⑩诗云："桐帽棕鞋称老夫。"又张安国⑪诗云："编棕织蒲绳作底，轻凉坚密稳称趾。"俱实录也。

---

① 涩滞：指不滑润。
② 妥：适当，合适。
③ 《事物纪原》：宋代高承编撰，考证事物原始之著。凡10卷，共记1765事，分55部。
④ 屦：古代用麻葛制成的一种鞋。
⑤ 履：鞋。
⑥ 黄梅：指黄梅天。
⑦ 恰当：合适，妥当。
⑧ 绾：系。
⑨ 陈桥：在今苏州松江一带。
⑩ 黄山谷：即黄庭坚（1045—1105），字鲁直，号山谷道人、涪翁，分宁（今江西省修水县）人。北宋书法家、文学家。
⑪ 张安国（1132—1170）：即张孝祥，字安国，别号于湖居士。南宋著名词人、书法家。著有《于湖居士文集》《于湖词》。以下引诗见《于湖居士文集》第二卷《古诗·黄升卿送棕鞋》。

制鞋有纯用绵者，绵捻为条，染以色，面底俱以绵编，式似粗俗①，然和软而暖，胜于他制。卧室中穿之最宜，趺坐亦稳贴。东坡诗所谓"便于盘坐作跏趺"也。又《本草》曰："以糯稻秆藉②靴鞋，暖足去寒湿气。"

暑天方出浴，两足尚余湿气，或办拖鞋，其式有两旁无后跟，鞋尖亦留空隙以通气。着少顷，即宜单袜裹足，毋令太凉。

【点评】本章主要介绍了鞋子对于老年人的重要性，不同季节要穿不同的鞋。鞋子对于保护双脚、保持身体健康，具有重要作用。鞋底应该柔软、耐热、弹性好。布鞋柔软但易湿、不耐磨；木屐较重，不适合远行。若外出远行，应穿紧一些的鞋子，走路方便，比如我们现代的运动鞋，天然橡胶底适合运动，且可通过鞋带的松紧来调节舒适度。居家则应选择宽松的鞋子，比如休闲鞋、布鞋，如果穿拖鞋，应注意加一双袜子，以防着凉。

杂器

眼镜为老年必需，《蔗庵漫录》曰："其制前明中叶传自西洋，名叆叇③。"中微凸④，为老花镜。玻璃损目，须用晶者。光分远近，看书作字，各有其宜，以凸之高下别之。晶亦不一，晴明时取茶晶、墨

---

① 粗俗：粗野俗气。
② 糯稻秆藉：糯稻，米粒富于黏性的稻。藉，垫。
③ 叆叇：眼镜。
④ 凸：高出。

晶，阴雨及灯下取水晶、银晶。若壮年即用以养目，目光至老不减。中凹者为近视镜。

骨节作酸，有按摩之具曰太平车。或玉石，或檀木，琢为珠，大径寸而匾①，如算盘珠式，可五可六，钻小孔贯以铁条，折条两头合之，连以短柄，使手可执。酸痛处令人执柄按捼②，珠动如车轮，故曰太平车。闻喇嘛治病有推拿法，此亦其具也。

捶背以手，轻重不能调，制小囊，絮实之，如莲房，凡二，缀以柄，微弯，似莲房带柄者，令人执而捶之，轻软称意③，名"美人拳④"。或自己手执，反肘可捶，亦便。

隐背⑤，俗名"搔背爬"，唐·李泌⑥取松樛⑦枝作隐背是也。制以象牙或犀角，雕作小兜扇式，边薄如爪，柄长尺余。凡手不能到，持此搔⑧之，最为快意。有以川山甲⑨制者，可搔癣疥⑩，能解毒。

《西京杂记》⑪：广川王发⑫魏襄王冢，得玉唾壶。此唾壶之始也。今家常或瓷或锡，可以多备，随处陈设，至寝时，枕旁尤要。偶尔欲唾，非此不可。有谓远唾不如近唾，近唾不如不唾，此养生家之说。

---

① 匾：同"扁"，谓物体平而薄。
② 按捼(ruó nà)：按揉。
③ 称意：合乎心意。
④ 美人拳：一种为老人捶腰或腿的长柄小槌。前端用皮革包成，可以代替拳头，故称。
⑤ 隐背：古代搔背器具。
⑥ 李泌(bì)：字长源(722—789)，京兆(今陕西西安)人。唐朝中期著名政治家、谋臣。
⑦ 樛(jiū 纠)：树木向下弯曲。
⑧ 搔：挠，用手指甲轻刮。
⑨ 川山甲：即"穿山甲"。
⑩ 癣疥：皮肤病。癣与疥。
⑪ 《西京杂记》：汉代刘歆著，东晋葛洪辑抄，古代历史笔记小说集。
⑫ 广川王发：广川王，汉景帝第十一子广川王刘越。发，打开。

《黄氏日抄》①曰："鬼畏唾。"愚谓唾非可畏，盖人之阳气，唾必着力发泄之，阳气所薄，故畏耳。或有此理。养生贵乎不唾，正恐发泄阳气也。

冬寒频以炉火烘手，必致十指燥裂。须银制"暖手"，大如鹅卵，质极薄，开小孔，注水令满。螺旋式为盖，使不渗漏。投滚水②内，有顷③取出暖手，不离袖则暖可永日。又有玉琢如卵，手握得暖气，即温和不断。

暑天室有热气，非风不驱，办风轮如纺车④式，高倍之，中有转轴，四面插木板扇五六片，令人举柄摇动，满室风生，顿除热气，特不可以身当之耳。《三才图会》谓军器中有用此置地窖内，扇扬石灰者。冬用暖锅，杂置食物为最便，世俗⑤恒有之。但中间必分四五格，使诸物各得其味。或锡制碗，以铜架架起，下设小碟，盛烧酒燃火暖之。

深夜偶索汤饮，猝不能办。预备暖壶，制以锡，外作布囊⑥，厚装絮以囊之，纳诸木桶中，暖可竟夜。《博古图》⑦有温酥壶，如胆瓶式，入滚水内化酥者。古用铜，今或用锡，借为暖汤之备，亦顷刻可俟。按，《颐生录》⑧曰："凡器铜作盖者，气蒸为滴，食之发疮⑨。"

---

① 《黄氏日抄》：宋朝黄震撰。

② 滚水：滚烫的开水。

③ 顷（qǐng 请）：很短的时间。

④ 纺车：古代纺织毛、棉、麻、丝等原料的器具。文献记载最早见于西汉扬雄《方言》，记有"维车"和"道轨"。

⑤ 世俗：指俗世社会。

⑥ 布囊：布袋。

⑦ 《博古图》：即《宣和博古图》，宋代黄长睿撰。著录皇室所藏历代铜器 800 多件。

⑧ 《颐生录》：即《混俗颐生录》，养生专著，宋代刘词撰。

⑨ 疮：皮肤上肿烂溃疡的病。

则用铜不如用锡，用锡更不如用瓷。

棕拂子以棕榈①树叶擘作细丝，下连叶柄，即可手执。夏月把玩，以逐蚊蚋②，兼有清香，转觉雅于麈③尾。少陵有诗云："不堪代白羽，有足驱苍蝇。"山野销夏之具，亦不可少此。

【点评】本章介绍的是老年人的日常小用具。比如老年人视力下降，眼镜就是生活必需品，在选择时应以坚固、耐用为佳。老年人在日常生活中，要注意保持良好的看书姿势，并常做眼保健操。骨节酸痛时，可以用类似算盘珠的按摩器，加上手柄，来回拉动按摩；或用"美人拳"捶背。皮肤瘙痒时，可用隐背来搔痒。在卧室的枕边可放痰盂，偶尔想吐痰时可以用。冬季可以用暖水壶取暖，饮食器具都要具有保温功能；夏季可以吹风扇，但不宜对着冷风吹，以防着凉。

---

① 棕榈：又称"棕树"。单子叶植物，棕榈科。
② 蚋：昆虫，吸食人、畜血液。生活在水中。
③ 麈：古指鹿一类的动物，其尾可做拂尘。

卷 四

慈山居士　著

卧 房

室在旁曰房。《相宅经》①曰："室中央为《洛书》②五黄，乃九宫③尊位，不敢当尊。"故卧须旁室，老年宜于东偏生气之方，独房独卧，静则神安也。沈佺期④诗云："了然究诸品，弥⑤觉静者安。"房以内除设床之所，能容一几一榻足矣。房以外令人伺候，亦择老年者，不耽酣睡，闻呼即应乃⑥妥。

《易》言：君子洗心，以退藏于密⑦。卧房为退藏之地，不可不密。冬月尤当加意，若窗若门，务使勿通风隙。窗阖处必有缝，纸密

---

①　《相宅经》：古代风水著作。见本书引用书目。

②　《洛书》：又称《龟书》，古代术数著作。

③　九宫：本指九个方位。古代术数有""九宫八卦"之说，即乾、坎、艮、震、巽、离、坤、兑八卦之宫，加上中央宫，是为九宫。

④　沈佺期(约656—715)：字云卿，相州内黄(今安阳市内黄县)人。唐代诗人。著有《沈佺期集》。

⑤　弥：更、更加。

⑥　乃：才。

⑦　君子洗心，以退藏于密：意为净化心灵，深居简出。语本《周易·系辞》。

糊之。《青田秘记》①曰："卧房窗取偶，门取奇，合阴阳也。"故房门宜单扇，极窄，仅容一身出入，更悬毡幕，以隔内外。按《造门经》："门之高低阔狭，随房大小方向，另制尺量之，妄断祸福。"此假阴阳而神其说，可勿泥。

卧房暗则能敛神聚气，此亦阴阳家之说。《易》随卦之象辞曰："君子以向晦入宴息②。"卧房必向晦而后入。本无取乎垲爽③。但老年人有时起居卧房，暗则又非白昼所宜，但勿宽大，宁取垲爽者。或窗外加帘，酌明暗而上下之也可。

房开北牖，疏棂作窗，夏为宜，冬则否，窗内须另制推板一层以塞之。《诗·豳风》④云："塞向墐户⑤。"注曰：向北出牖也。北为阴，阴为寒所从生，故塞以御⑥之也。

冬以板铺地平，诚⑦善，入夏又嫌隔住地气，未免作热。置矮脚凳数张，凳面大三四尺，量房宽窄，铺满于中，即同地平板，夏月去凳，亦属两便。卧房与书室并宜⑧之。

《蠡海集》⑨曰："春之气自下而升，故春色先于旷野；秋之气自上而降，故秋色先于高林。寒气⑩亦自上而降，故子后霜落时，寒必甚，气随霜下也。"椽瓦疏漏，必厚作顶板以御之。即长夏日色上逼，

---

① 《青田秘记》：明代刘基（1311—1375）著。
② 向晦入宴息：向晦，傍晚，夜晚。宴息，休息。
③ 垲（kǎi 凯）爽：地势高而且干燥、通风。
④ 《诗·豳（bīn 宾）风》：豳风，为《诗经》国风之一。
⑤ 塞向墐户：堵塞门窗孔隙。
⑥ 御：抵挡。
⑦ 诚：确实。
⑧ 宜：适合，适当。
⑨ 《蠡海集》：明代王逵著，为杂谈笔记。
⑩ 寒气：寒冷的气流。

亦可隔绝热气。如板薄，仅足承尘而已。徒添鼠窟，以扰①夜眠。

窗户虽极紧密，难免针隙之漏，微风遂得潜入②。北地御寒，纸糊遍室，则风始断绝，兼得尘飞不到，洁净爽目。老年卧房，可仿③而为之。每岁初冬，必重糊一度。

长夏日晒酷烈，及晚尚留热气，风即挟热而来，故卧房只宜清晨洞启窗户，以散竟夜之郁闷④，日出后俱必密闭，窗外更下重帷遮隔，不透微光，并终日毋令人入，人气即致热也。盖热皆从外至，非内生耳。入寝时但卷帷，亦勿开窗，枕簟⑤胥含秋意。

楼作卧房，能杜湿气，或谓梯级不便老年。华佗《导引论》⑥曰："老年筋缩足疲，缓步阶级，以展舒之。"则登楼正可借以展舒。谚又有"寒暑不登楼"之说，天寒所畏者风耳，如风无漏隙，何不宜之有？即盛夏但令窗外遮蔽深密，便无热气内侵，惟三面板隔者，木能生火也。按《吴兴掌故》⑦，有销暑楼，颜真卿⑧题额，则楼亦可销暑也。又韩偓⑨诗云："寝楼西畔坐书堂。"则楼宜寝，并可称寝楼。然少觉不适，暂迁楼下，讵⑩曰非宜？

卧所一斗室⑪足矣，如地平铺板，不嫌高过于常。须去⑫地二尺

---

① 扰：搅乱。

② 潜入：暗中进入。

③ 仿：效法，照样做。

④ 郁闷：沉闷，不舒畅。

⑤ 枕簟：枕头，竹席。

⑥ 《导引论》：托名华佗撰。

⑦ 《吴兴掌故》：即《吴兴掌故集》，明代徐献忠撰，17卷。

⑧ 颜真卿(709—784)：字清臣，京兆万年(今陕西西安)人，唐代杰出书法家。

⑨ 韩偓(约842—923)：字致光，或作致尧，晚年号玉山樵人。陕西万年(今樊川)人，晚唐诗人。

⑩ 讵(jù句)：岂，表示反问。

⑪ 斗室：狭小的房间。

⑫ 去：距离，离开。

许，令板下前后气通，入冬仍以板塞，向南微开小窦①而已。纵不及楼居，亦足以远湿气。

北方作地炕②，铺用大方砖，垫起四角，以通火气。室之北壁，外开火门，熏③令少热，其暖已彻昼夜。设床作卧所，冬寒亦似春温，火气甚微，无伤于热，南方似亦可效。

床

《记·内则》④云："安其寝处。安之法，床为要。"服虔⑤《通俗文》曰："八尺曰床。"故床必宽大，则盛夏热气不逼。上盖顶板，以隔尘灰，后与两旁勿作虚栏，镶板高尺许，可遮护汗体。四脚下周围板密镶⑥之，旁开小门，隆冬置炉于中，令有微暖，或以物填塞⑦，即冷气⑧勿透。板须可装可卸，夏则卸去。床边上作抽屉一二，便于置物备用。

安床着壁，须杉木板隔之，杉质松，能敛湿气。若加油漆，湿气反凝于外。头卧处近壁，亦须板隔，否则壁土湿蒸，验之帐有霉

---

① 窦：孔、洞。同治本作"隙"。
② 炕：北方用砖、土坯等砌成的睡觉的台，下有空洞，连通烟囱，可以烧火取暖。
③ 熏：利用烟气烘烤。
④ 《记·内则》：即《礼记·内则》。
⑤ 服虔：东汉经学家。字子慎，初名重，又名祇，后更名虔，河南荥阳东北人。灵帝时官至尚书侍郎、高平令，中平末迁九江太守。著有《春秋左氏传解》《通俗文》等。
⑥ 镶：把物体嵌入另一物体上或加在另一物体的周边。
⑦ 填塞：填补，充满。
⑧ 冷气：指寒冷的气流。

气①，人必受于不觉。《竹窗琐语》曰："黄梅②时，以干栎③炭置床下，堪收湿，晴燥即撤去，卧久令人病喑④。"

床低则卧起俱便。陆放翁诗所谓"绿藤水纹穿矮床"也。如砖地安床，恐有地风暗吹，及湿气上透，须办床垫。称⑤床大小，高五六寸，其前宽二尺许，以为就寝伫⑥足之所。今俗有所谓踏床者，床前别置矮凳。既有床垫，踏床可省。

暖床之制，上有顶，下有垫，后及两旁俱实板作门，三面镶密，纸糊其缝，设帐于内，更置幔⑦遮于帐前，可谓深暖至矣。入夏则门亦可卸，不碍其为凉爽也。今俗所谓暖床，但作虚栏绕⑧之，于暖之义奚取？

《说文》曰："簟，竹席也。"昌黎诗云"卷送八尺含风漪⑨"是也。今以木镶方匡，或棕穿，或藤穿，通谓之簟。窃意温凉异候，床不得屡易，簟则不妨更换。夏宜棕穿者，取其疏；冬宜藤穿者，取其密。陕西有以牛皮绷若鼓，作冬月卧簟，尤能隔绝冷气。

盛夏暂移床于室中央，四面空虚⑩，即散烦热。楼作卧室者更妥。窗牖不可少开，使微风得入卧所。凡室有里外间者，则开户以通烦闷之气，户之外，又不嫌窗牖洞达矣。

---

① 霉气：指潮湿之气。
② 黄梅：指黄梅天。
③ 栎：俗称"柞树"或"麻栎"。
④ 喑：嗓子哑不能出声。
⑤ 称：适合，相当。
⑥ 伫：久立，等待。
⑦ 幔：张在屋内的帐幕。
⑧ 绕：围着。
⑨ 风漪：借指竹席。
⑩ 空虚：里面没有什么实在的东西，不充实。

帐

帐必与床称，夏月轻纱制之。《齐东野语》①云："纱之至轻者曰轻容②。"王建③《宫词》云"嫌罗不着爱轻容"是也。又须量床面广狭，作帐底如帐顶，布为之，帐下三面缝连，不但可以御蚊，凡诸虫蚤④之类，亦无间得入。

夏帐专在御蚊，其前两幅⑤阖处，正蚊潜入之径也。须以一幅作夹层五六寸，以一幅单层纳入，再加小钮二三，扣于帐外，则蚊不能曲折⑥以入。《东方朔别传》⑦曰："蚊喜肉而恶烟，禁其来，不若驱其去。捞水面浮萍⑧曝干，加雄黄少许，烧烟熏室，可并帐外驱⑨之。"刘著⑩诗云："雷声吼夜蚊"亦得免矣。

纱帐须高广。范蔚宗⑪诗所谓"修帐含秋阴"也。有以细竹短⑫竿，

---

① 《齐东野语》：南宋周密（1232—1308）撰，20卷，史料笔记著作。

② 轻容：无花薄纱。

③ 王建（768—835）：字仲初，颍川（今河南许昌）人，唐朝诗人。

④ 虫蚤：通称"跳蚤""虼蚤"。

⑤ 幅：指做帐的布帛。

⑥ 曲折：弯曲。

⑦ 《东方朔别传》：古代笔记小说，西汉成帝时人根据东方朔本人或传说故实改编而成。

⑧ 浮萍：即青萍。

⑨ 驱：赶走。

⑩ 刘著：字鹏南，舒州皖城（今安徽潜山）人。北宋宣、政年间（1111—1125）登进士第。善诗，著有《刘著诗》，见本书引用书目。

⑪ 范蔚宗（398—445）：即范晔，蔚宗为其字，南朝宋顺阳（今河南南阳淅川）人。史学家、文学家，著有《后汉书》。

⑫ 短：同治本作"截"。

横挂帐中，安置衣帕①为便。冬月颇宜，夏则多一物，则增一物之热。至脚后可设小几，陈茗碗②、瓶花、佛手柑③等类。有枕旁置末丽④、夜来香⑤者，香浓透脑，且易引虫蚁，须用小棕篮置之，悬于帐顶下。二花香有余，色不足，惟供晚赏。凡物丰此即啬⑥彼，亦造物自然之理。

予曾以荷花折置帐中，夜半后瓣放，香吐辛烈⑦之气，睡梦中触鼻惊醒，其透脑为患可知。因忆茂叔⑧"香远益清"之说，真善于体物也。若移置帐外，能使隔帐香来，斯⑨尤独绝，香浓故耳。

另有小帐之制，竹为骨，四方同于床，或弯环如弓样，或上方而窄，下方而宽，如覆斗样，《释名》⑩所谓"斗帐"是也。帐罩于外，大小称乎骨，随处可张，颇为轻便⑪。又有扇帐、荷包帐，俱非居家便用，无取也。

冬月帐取低小，则暖气聚。以有骨子小帐，即设诸大床内。床之外，顶板覆其上，四面更以布作围，周匝亦如帐，床大帐小，得围遮护，乃益其暖。若暖床三面镶板，竟设小帐于中，作围赘⑫矣。

---

① 帕：束发的头巾。

② 茗碗：茶碗。

③ 佛手柑：佛手的果实。

④ 末丽：即茉莉。

⑤ 夜来香：香草。花芳香，尤以夜间更盛，故名。

⑥ 啬：少，缺乏。

⑦ 辛烈：辛辣。

⑧ 茂叔：即周敦颐(1017—1073)，茂叔为其字，道州营道县(今湖南道县)人。宋代理学家。著有《太极图说》《周敦颐集》。

⑨ 斯：此，这。

⑩ 《释名》：东汉末刘熙撰。探求事物名源的专著。

⑪ 轻便：简便，容易。

⑫ 赘：多余的，多而无用的。

纸可作帐,出江右①。大以丈计,名皮纸。密不漏气,冬得奇暖。或布作顶,少令通气②。东坡诗:"困眠得就纸帐暖。"刘后村③诗:"纸帐铁擎风雪夜。"又元·张昱④诗:"隔枕不闻巫峡雨,绕床惟走剡溪⑤云。"或绘梅花于上,元·陈泰⑥诗:"梦回蕲竹生清寒,五月幻作梅花看。"盖自宋元以来,前人赏此多矣。如有题咏⑦,并可即书于帐。

《南史》⑧梁武帝有木棉布皂帐,名曰"古终。"木棉布质厚于绸,暖即过之。窃意宫帏中所以用此者,乃寓崇俭之意,不然则帐之暖,又岂独木棉布哉?《晋书·元帝纪》⑨帝作布帐练帷⑩。皆崇俭也。宫帏中犹有崇俭如此者,士庶⑪之家宜知节矣。

有竹帘极细,名"虾须帘⑫",见《三湘杂志》。夏制为帐,用骨子弯环如弓样者。帘分四片,前二后一,顶及两旁弯环合一。布缘其边,多缀以钮,称骨子扣之。前二片中分处,入寝亦扣密,则蚊可御。疏漏⑬生凉,似胜于纱。

---

① 江右:即今江西。

② 通气:使空气流通,通风。

③ 刘后村(1187—1269):即刘克庄,初名灼,字潜夫,号后村,福建省莆田市人。南宋诗人、词人、诗论家。

④ 张昱:字光弼,自号一笑居士,元朝庐陵(今江西吉安)人。著有《张昱诗》,见本书引用书目。

⑤ 剡溪:在浙江嵊县,即曹娥江上游。溪水纸制甚佳,古代以产藤纸、竹纸著名。

⑥ 陈泰:字志同,号所安,元朝湖广茶陵人。著有《陈泰诗》,见本书引用书目。

⑦ 题咏:中国文化史特有的一种表现形式。对景物、书画、事件等题写诗词,故名"题咏"。

⑧ 《南史》:二十四史之一。唐·李延寿编撰。

⑨ 《晋书·元帝纪》:《晋书》,二十四史之一。唐·房玄龄、褚遂良等人监修合编。

⑩ 练帷:洁白熟绢做的帷帐。

⑪ 士庶:士人和普通百姓。

⑫ 虾须帘:一种极细的竹帘。

⑬ 疏漏:泄露。

《辍耕录》云："宫阁①制有银鼠皮壁帐、黑貂皮暖帐。"壁帐岂寻常易办？皮暖帐世俗恒有，非必黑貂耳。但就枕如入暗室，晓夜不能辨。必于帐前开如圆月，纱补之以通光，玻璃尤为爽亮②。

有名纱橱，夏月可代帐。须楼下一统三间③，前与后俱有廊者，方得为之。除廊外，以中一间左右前后，依柱为界，四面绷纱作窗，窗不设棂，透漏如帐。前后廊檐下，俱另置窗，俾有掩蔽④。于中驱蚊陈几榻，日可起居，夜可休息，为销夏安适之最。

帐有笼罩床外，床内设搁板如几，脚后横栏，搭衣帕之类，似属妥便。但帐不能作底，又褥不能压帐，仅以带缚床外，冬则暖气不固，夏则不足御蚊。武林⑤僧房有此制。

枕

《释名》云："枕，检也。所以检项也。"侧曰颈，后曰项，太低则项垂，阳气不达，未免头目昏眩，太高则项屈，或致作鳌⑥，不能转动。酌高下尺寸，令侧卧恰与肩平，即仰卧亦觉安舒。《显道经》曰："枕高肝缩，枕下肺蹇⑦，以四寸为平枕。"

---

① 宫阁：指皇宫内部。
② 爽亮：明亮。
③ 一统三间：谓相连三间一体，中间没有隔墙，只有柱子。
④ 掩蔽：遮蔽。
⑤ 武林：旧对杭州的别称，以武林山得名。
⑥ 鳌：曲的样子。
⑦ 蹇：阻塞。

《唐书》①：明皇为太子时，尝制长枕，与诸王共之。老年独寝，亦需长枕，则反侧不滞一处。头为阳，恶热，即冬月辗转枕上，亦不嫌冷。如枕短，卧得热气，便生烦燥②。

囊枕之物，乃制枕之要。绿豆皮可清热③，微嫌质重；茶叶可除烦，恐易成末；惟通草为佳妙④，轻松和软，不蔽耳聪。《千金方》⑤云："半醉酒，独自宿，软枕头，暖盖足，能息心⑥，自瞑目。"枕头软者甚多，尽善无弊，殆⑦莫过通草。

放翁有头风便菊枕之句，菊花香气可清头目，但恐易生蠹虫⑧。元·马祖常⑨诗云："半夜归心三径远，一囊秋色四屏香。"前人盖往往用之。《清异录》⑩：卢文杞枕骨高，凡枕之坚实者不用，缝青缯⑪充以柳絮。按《本草》柳絮性凉，作枕亦宜。然生虫之弊，尤捷于菊。吴旻《扶寿方》⑫以菊花、艾叶作护膝。

藤枕，以藤粗而编疏者，乃得凉爽。若细密，止可饰观，更加以漆，既不通气⑬，又不收汗，无当于用。藤枕中空，两头或作抽屉可

①　《唐书》：二十四史之一，记载唐朝历史的纪传体史书。五代后晋时刘昫、张昭远等撰。

②　烦燥：苦闷，急躁。

③　清热：中医指用寒凉药物清除内热。

④　佳妙：美妙。

⑤　《千金方》：即《备急千金要方》，又称《千金要方》，唐朝孙思邈撰。

⑥　息心：静心，专心。

⑦　殆：大概，恐怕。

⑧　蠹虫：咬器物的虫子。

⑨　马祖常（1279—1338）：字伯庸，元光州（今河南潢川）人。官至礼部尚书。著有《马祖常诗》。见本书引用书目。

⑩　《清异录》：北宋陶谷（903—970）撰。笔记小说体著作。

⑪　缯：古代对丝织品的统称。

⑫　《扶寿方》：即《扶寿精方》，明代吴旻撰。

⑬　通气：使空气流通，通风。

藏物，但勿置香花于内，以致透①脑。《物类相感志》②曰："枕中置麝少许，绝恶梦。"麝能通关镇心安神③故也。偶用则可，久则反足为累。

侧卧耳必着枕，老年气血易滞，或患麻木，甚且作痛。办耳枕，其长广如枕，高不过寸，中开一孔，卧时加于枕，以耳纳入。耳为肾窍④，枕此并杜耳鸣⑤耳塞之患。

《山居清供》⑥曰："慈石⑦捶末，和入囊枕，能通耳窍，益目光。"又女廉药枕⑧，以赤心柏木制枕如匣，纳以散风养血之剂，枕面密钻小孔，令透药气，外以稀布裹之而卧。又《升庵外集》⑨云："取黄杨木作枕，必阴晦⑩夜伐之，则不裂。"按，木枕坚实⑪，夏月昼卧或可用。《箴铭汇抄》⑫：苏彦《楠榴枕铭》："颐神靖⑬魄，须以宁眠。"恐未然也。

瓷器作枕，不过便榻陈设之具。《格古论》⑭曰："定窑⑮有瓷枕，制极精巧，但枕首寒凝入骨。"东坡诗："暂借藤床与瓦枕，莫教孤负

---

① 透：通达。

② 《物类相感志》：旧本题东坡先生撰，又题僧赞宁编次。按晁公武《读书志》及郑樵《通志·艺文略》，皆载《物类相感志》10卷，僧赞宁撰。

③ 安神：使心神安定。

④ 耳为肾窍：中医学术语，出自《素问·阴阳应象大论》。

⑤ 耳鸣：自觉耳内如蝉鸣，如水激，或如钟鼓之声。

⑥ 《山居清供》：即《山家清供》。南宋林洪撰。

⑦ 慈石：即磁石，俗称吸铁石。

⑧ 女廉药枕：明代高濂撰《遵生八笺》有"女廉药枕神方"。

⑨ 《升庵外集》：明代杨慎（1488—1559）撰。杨慎，号升庵。著有《升庵合集》。

⑩ 阴晦：阴雨天。

⑪ 坚实：坚固结实。

⑫ 《箴铭汇抄》：南宋祝穆撰。见本书引用书目。

⑬ 靖：使安定。

⑭ 《格古论》：即《格古要论》，明曹昭撰。

⑮ 定窑：古代著名瓷窑之一。窑址在今河北曲阳涧磁、燕山村。古代属定州，因名。

北窗凉。"北窗凉气①，已不宜受，况益之瓦枕乎！石枕亦然。

枕底未缉合时，囊实后不用缉合②，但以钮联之。凡笔札③及紧要物，可潜藏于内，取用甚便。《汉书》④曰："淮南王有《枕中鸿宝苑秘书》。"其制盖类是。

一枕可两用，曰折叠枕。先制狭条如枕长，厚径寸，或四或五，再以单层布总包其外，分界处以针缉其边，一缉其左之上，一缉其右之下，可左折右折而叠之。叠之作枕，平铺则作垫，此便榻可备之物。

凡仰卧腿舒，侧卧两膝交加，有上压下之嫌，办膝枕。小于枕首者，置诸被侧，或左或右，以一膝任意枕之，最适⑤。

竹编如枕，圆长而疏漏者，俗谓之竹夫人，又曰竹几，亦以枕膝。东坡诗："闻道床头惟竹几，夫人应不解卿卿。"山谷曰："竹夫人盖凉寝竹器，憩臂休膝，似非夫人之职，名以青奴⑥。"有诗云："我无红袖堪娱夜，只要青奴一味凉。"老年但宜用于三伏时，入秋则凉便侵人，易为膝患。

有名竹夹膝者，取猫头大竹，削而光之，置诸寝，其用同于竹夫人。唐·陆龟蒙⑦有诗云："截得篔筜⑧冷似龙，翠光横在暑天中。"但嫌实不漏气，着体过凉，老年无取。

---

① 凉气：寒气，清凉之气。

② 缉合：缝合。

③ 笔札：古代的笔和木简，相当于现在的纸笔，后引申指书信文章。

④ 《汉书》：又称《前汉书》，二十四史之一。东汉史学家班固编撰。

⑤ 适：舒服。

⑥ 青奴：夏日取凉寝具。用竹青篾编成，或用整段竹子做成。又名竹夫人。

⑦ 陆龟蒙（？—881）：字鲁望，号天随子、江湖散人、甫里先生，唐长洲（今苏州）人。唐代农学家、文学家、道家学者，编著有《甫里先生文集》等。

⑧ 篔筜（yún dāng 云当）：长在水边的大竹子。

席

席之类甚多，古人坐必设席，今则以作寝具。如竹席，《尚书》①谓之笋席，今俗每于夏月卧之。但新者耗精血②，陈者不收汗。或极热时，以其着体生凉，偶一取用。两广③所出藤席亦同。

蒲席见《周礼》，又《三礼图》④曰："士蒲席⑤。"今俗亦常用。质颇柔软，适于羸弱⑥之体。其尤佳者，如嘉纹席、龙须席，即蒲同类。虽不出近地，犹为易购。《显道经》曰："席柔软⑦，其息乃长。"谓卧安则能久寐也。

藤竹席老年既不宜久卧常卧，柔软者或嫌少热。衬以藤竹席，能借其凉。深秋时即柔软席，亦微觉冷，辄⑧以布作褥衣而卧，又恐⑨太热。布作面，蒲席作里，二者缉合，则温凉恰当。《诗》云："乃安斯寝，庶几得之。"

贵州土产有纸席，客适饷⑩予。其长广与席等，厚则什⑪倍常纸，质虽细而颇硬，卧不能安。乃为紧卷，以杵捶熟，柔软光滑，竟同绒

---

① 《尚书》：儒家经典之一，上古历史文献汇编。
② 精血：精气和血液。
③ 两广：广东和广西的合称。
④ 《三礼图》：宋代聂崇义纂辑。见本书引用书目
⑤ 蒲席：用蒲叶编织的席子。
⑥ 羸弱：瘦弱。
⑦ 柔软：犹细软。
⑧ 辄：总是，就。
⑨ 恐：害怕，畏惧。
⑩ 饷：赠送。
⑪ 什：同"十"，用于倍数。

制，又不嫌热，秋末时需之正宜。

《周礼》地官司几筵①，掌五席，中有熊席。注曰：兽皮为席也。今有以牛皮作席者，出口外。制皮法，拔去毛极净，香水浸出臊气②，染以红色，名"香牛皮"晋《东宫旧事》③，有赤皮席，今盖仿④而为之。皮性暖，此却着身有凉意，质亦软滑，夏月颇宜。《河东备录》云："猪皮去毛作细条，编以为席，滑而且凉，号曰壬癸席。"又《晋书》"羊茂⑤为东郡守，以羊皮为席。"然则凡皮皆可作席，软滑必胜草织者。

古人席必有缘，缘者，犹言镶边也。古则缘各不同，所以饰席。今惟取耐用⑥，缘以绸与缎，不若缘以布。

盛暑拭⑦席，亦用滚水，方能透发汗湿。有爱凉者，汲井水拭之，阴寒⑧之气，贻⑨患匪小。又有以大木盆，盛井水置床下，虽凉不着体，亦非所宜。惟室中几案间设冰盘，则凉气四散，能清热而无损于人。

席底易为蚤所伏，殊扰安眠。《物类相感志》曰："苦楝花曝干，铺席底，驱即尽。"《千金月令》⑩曰："大枣烧烟熏床下，能辟蚤。"其

---

① 筵：竹席。
② 臊气：像尿或狐狸的气味。
③ 《东宫旧事》：即《晋东宫旧事》，旧题张敞撰，10卷。该书记录晋太子仪礼风俗之类。见本书引用书目。
④ 仿：效法，照样做。
⑤ 羊茂：字季实，三国时豫章（今江西南昌）人。
⑥ 耐用：经得起长久使用，不易用坏。
⑦ 拭：擦，抹。
⑧ 阴寒：水气阴沉而寒冷。
⑨ 贻：带来，遗留。
⑩ 《千金月令》：唐代孙思邈所著，3卷。已佚失。

生衣襦间者为虱①。《抱朴子》曰："头虱黑，着身变白，身虱白，着头变黑，所渐然也。"《酉阳杂俎》曰："岭南人病，以虱卜②，向身为吉，背身为凶③。"又《草木子》④曰："虱行必向北。"窃意虱喜就暗，非果向北也。银朱和茶叶熏衣，可除之。

被

被宜里面俱绸，毋用锦与缎，以其柔软⑤不及也。装丝绵者，厚薄各一，随天时⑥之宜，或厚或薄，以其一着体盖之。外多备装絮者数条，酌寒暖加于装绵者之上。絮取其匀薄，取其以渐可加，故必多备。

《身章撮要》⑦曰："大被曰衾⑧，单被曰裯⑨。"老年独卧，着身盖者，被亦宜大，乃可折如封套式，使暖气不散。此外酌寒暖渐加其上者，必狭尺余，两边勿折，则宽平而身之转侧舒。有以单被衬其里，牵缠⑩非所适，只于夏初需之，亦用狭者。夹被同。

老年畏寒⑪，有以皮制被。皮衣宜表毛于外，皮被宜着毛于体，

---

① 衣襦间者为虱：衣襦，指短衣，短袄。虱，虱子。

② 卜：占卜。

③ 凶：不幸的，不吉祥的。

④ 《草木子》：明代叶子奇撰，元明史料笔记著作。

⑤ 柔软：犹细软。

⑥ 天时：指气候。

⑦ 《身章撮要》：撰者不详。见本书引用书目。

⑧ 衾：被子。

⑨ 裯：单层的被子。

⑩ 牵缠：纠缠在一起。

⑪ 畏寒：老年人阳气虚弱，故怕冷。

面用绸，薄加絮，宽大可折为妥①。然较以丝绵装者，究之轻软勿及。

被取暖气不漏，故必阔大，使两边可折，但折则卧处不得平匀，被内亦嫌逼窄。拟以两边缉合②如筒，勿太窄，须酌就寝之便，且反侧宽舒，脚后兼缉合之。锡③以名曰茧子被，谓如蚕茧之周密也。

《岭南志异》④曰："邕州⑤人选鹅腹之毳毛装被，质柔性冷，宜覆婴儿，兼辟惊痫⑥。"愚谓如果性冷，老年亦有时宜之。特婴儿体属纯阳⑦，利于常用。又《不自弃文》⑧曰："食鹅之肉，毛可遗也，峒民⑨缝之以御腊⑩。"柳子厚⑪诗亦云："鹅毛御腊缝山罽⑫。"然则性冷而兼能御腊，所谓暖不伤热。囊被之物，竟属尽美。

《江右建昌志》⑬：产纸大而厚，揉软作被，细腻⑭如茧，面里俱可用之。薄装以绵，已极温暖⑮。唐徐寅⑯诗："一床明月盖归梦，

---

① 妥：适当，合适。
② 缉合：缝合。
③ 锡：通"赐"。赏赐，赐给。
④ 《岭南志异》：即《岭南异物志》，唐代孟琯著。
⑤ 邕州：古地名，即广西南宁。
⑥ 惊痫：因受惊而发作的一种病。
⑦ 纯阳：小儿以阳气为用，阳气相对旺盛。
⑧ 《不自弃文》：元代赵孟頫(1254—1322)撰。见本书引用书目。
⑨ 峒(dòng 动)民：旧时对南方少数民族的泛称。
⑩ 御腊：御寒。腊指农历十二月，泛指冬天。
⑪ 柳子厚(773—819)：即柳宗元，字子厚。唐代文学家、哲学家。
⑫ 山罽(jì季)：用毛制作的毡毯一类的织物。
⑬ 《江右建昌志》：明代江西建昌府地方志。建昌府，古代江西行政地区，府治南城(今江西南城县)。
⑭ 细腻：细嫩滑润。
⑮ 温暖：暖和，不冷不热。
⑯ 徐寅：字昭梦，莆田(今福建莆田市)人。博学多才，唐末至五代间较著名的文学家。

数尺白云笼冷眠。"明·龚诩①诗:"纸衾方幅六七尺,厚软轻温腻而白,霜天雪夜最相宜,不使寒侵独眠客。"可谓曲尽②纸被之妙。龚诗云独眠,纸被正以独眠为宜。

有摘玫瑰花囊被,去蒂晒干。先将丝瓜老存筋者,剪开捶软作片,约需数十,以线联络③,花铺其上,纱制被囊之。密针行如麂④眼方块式,乍凉时覆⑤体最佳。玫瑰花能养血疏肺气,得微暖,香弥甚。丝瓜性清寒⑥,可解热毒⑦。二物本不甚贵,寻常犹属能办。

冬月子后霜落时,被中每觉加冷。东坡诗所谓"重衾脚冷知霜重"也。另以薄棉被兜住脚后,斜引被角,置诸枕旁,觉冷时但伸一手牵被角而直之,即可盖暖。凡春秋天气,夜半后俱觉稍凉,以夹被置床内,趁意加体,亦所以顺天时,《诗·杕杜》⑧篇疏云:"从旦积暖,故日中之后必热;从昏积凉,故夜半之后必凉。"

《记王制》曰:"八十非人不暖⑨。"《本草》曰:"老人与二七以前少阴⑩同寝,籍其熏蒸,最为有益。"少陵诗"暖老须燕玉⑪"是也。愚谓老年以独寝为安。或先令童女睡少顷,被暖则起,随即入寝。既藉熏蒸之益,仍安独寝之常,岂非两得? 倘气血衰微,终宵必资人以

---

① 龚诩(1381—1469):一名翊,字大章,号纯庵,南直隶苏州府昆山(今江苏昆山市)人。明代学者,著有《野古集》《龚诩诗》等。

② 曲尽:写尽。

③ 联络:彼此交接。

④ 麂:小鹿。

⑤ 覆:遮盖,蒙。

⑥ 清寒:寒凉的意思。

⑦ 热毒:中医病症名。即温毒。指火热病邪郁结成毒。

⑧ 《诗·杕杜》:即《诗经·唐风·杕杜》。

⑨ 八十非人不暖:老人阳气虚弱,晚上睡觉需要别人的体温来取暖。

⑩ 少阴:指少女。

⑪ 暖老须燕玉:燕玉指如玉的燕地美女。此句即"八十非人不暖"的意思。

暖，则非如《王制》所云不可。

《法藏碎金》①曰："还元②功夫，全在被中行之。择少女肥白无病者，晚间食以淡粥，擦齿漱口极净，与之同被而寝。至子后，令其呼气，吸而咽之。再则令其舌抵上腭，俟舌下生津，接而咽之，真还元之秘也。"愚按此说近采补诡异③之术。然《易·大过》之爻辞曰："枯杨生稊④。谓老阳得少阴以滋长也。"盖有此理，姑存之。《参同契》⑤有"铅汞丹鼎"之说，惑世滋⑥甚。或有以飞升之术⑦问程子，答曰："纵有之，只恐天上无着处。"

熏笼只可熏香，若以暖被，火气太甚。当于欲寝时，先令人执炉，遍被中移动熨⑧之，但破冷气，入寝已觉温暖如春。《西京杂记》曰："长安有巧工作熏炉，名被中香，外体圆，中为机环，使炉体常平，以此熏被至佳。"近亦有能仿而为之，名香球。《卫生经》⑨曰："热炉不得置头卧处，火气入脑恐眩晕。"

有制大锡罐，热水注满，紧覆其口，彻夜纳⑩诸被中，可以代炉，俗呼汤婆子。然终有湿气⑪透漏，及于被褥，则必及于体，暂用较胜于炉。黄山谷名以脚婆。明·吴宽⑫诗："穷冬相伴胜房空。"《博

① 《法藏碎金》：北宋晁迥（948—1031）撰，禅宗语录集。
② 还元：返还元阳，滋养元气。
③ 诡异：奇异，奇特。
④ 枯杨生稊：枯老的杨柳长出新的枝芽。
⑤ 《参同契》：即《周易参同契》，东汉魏伯阳撰。丹道著作。
⑥ 滋：愈益，更加。
⑦ 飞升之术：得道成仙之术。
⑧ 熨：烙烫。
⑨ 《卫生经》：三国时魏国道士封衡著。
⑩ 纳：收入，放进。
⑪ 湿气：潮湿之气。
⑫ 吴宽（1435—1504）：字原博，号匏庵、玉亭主，世称匏庵先生。直隶长州（今江苏苏州）人。明代名臣、诗人。

古图》汉有温壶，为注汤温手足之器，与汤婆子同类。

夏月大热时，裸体而卧，本无需被，夜半后汗收凉生，必备葛布①单被覆之。葛布廓索②，不全着体，而仍可遮护，使勿少受凉，晨起倍觉精神③爽健。

褥

稳卧必得厚褥，老人骨瘦体弱，尤须褥厚，必宜多备，渐冷渐加。每年以其一另易新絮，紧着身铺之，倍觉松软，挨次递易④，则每年皆新絮褥着身矣。骆驼绒装褥，暖胜于常，但不易购。北地苦寒，有铺褥厚至盈尺⑤者，须实木板床卧之，则软而能平，故往往以卧砖炕为适。

司马温公⑥曰："刘恕⑦自洛阳归，无寒具，以貂褥假之。"凡皮皆可制褥。羊士谔⑧《皮褥》诗云："青毡持与藉，重锦⑨裁为饰"。谓以毡衬其底，以锦缘其边也。卧时以毛着身，方与絮褥异。有用藏氆氇⑩

---

① 葛布：用葛的纤维织成的布，可以做夏季服装等。

② 廓索：宽大空阔。

③ 精神：指人的意识、思维活动和一般心理状态。

④ 递易：交替，更换。

⑤ 盈尺：一尺多。

⑥ 司马温公(1019—1086)：即司马光，字君实。北宋大臣，史学家。著有《资治通鉴》《司马文正公集》等。

⑦ 刘恕：字道元(1032—1078)，宋筠州(今江西高安)人。

⑧ 羊士谔：唐泰安泰山(今山东泰安)人(约762—819)。工诗，著集有《墨池编》。

⑨ 重锦：指精美的丝织品。

⑩ 氆氇(pǔ lǔ 普鲁)：藏族地区出产的羊毛织品，可以做床毯、衣服等。

作褥面，或西绒①单铺褥面，被须俱用狭者，不然褥弗②着体，虽暖不觉。

芦花一名蓬蕽③，可代絮作褥。《本草》曰性寒，以其禀清肃④之气多也。质轻扬⑤，囊入褥，即平实称体。老年人于夏秋初卧之，颇能取益。亦有用以囊被者。元·吴景奎⑥《咏芦花被》云："雁声仿佛潇湘夜，起坐俄惊月一床。"但囊被易于散乱，若蒙以丝绵，又虑其热，惟极薄装之，极密行之。

阳光益人，且能发松诸物，褥久卧则实，隔两三宿，即就向阳处晒之，毋厌其频，被亦然。不特绵絮加松，终宵觉有余暖，受益确有明验。黄梅时，卧席尤宜频晒。《异苑》⑦云："五月勿晒荐席⑧。"此不足据。范石湖⑨诗云："候晴先晒席。"惟长夏为忌，恐暑气⑩伏于内，侵人不及觉。

羸弱⑪之躯，盛夏不能去褥而卧。或用麻皮捶熟，截作寸断，葛布为褥里面，以此实之，虽质松适体，其性微温，非受益之物。有刮竹皮曝干装褥，则凉血⑫除热，胜于麻皮。又《本草》云："凡骨节痛

---

① 西绒：西洋产绒布。
② 弗：不，不能。
③ 蓬蕽（péng nóng 朋农）：芦苇的花。
④ 清肃：清凉肃杀。
⑤ 轻扬：轻轻飘扬。
⑥ 吴景奎：字文可（1292—1355），兰溪人。著有《药房樵唱》。
⑦ 《异苑》：南朝宋刘敬叔撰。志怪小说集。
⑧ 荐席：草席。
⑨ 范石湖（1126—1193）：即范成大，字致能，号石湖居士，平江吴郡（郡治在今江苏吴县）人。南宋诗人，有《石湖居士诗集》《石湖词》等。
⑩ 暑气：盛夏时的热气。
⑪ 羸弱：瘦弱。
⑫ 凉血：中医治疗学术语。系清血分热邪的治疗方法。

及疮疡①，不能着席卧者，用麸装褥卧之。"麸，麦皮也。性冷质软，并止汗。较之竹皮，受益均而备办易。且类而推之，用以囊枕，亦无不可。

四川《邛州志》②：其地产棕甚多，居民编以为荐。《释名》曰："荐，所以自荐藉也。"无里面，无缘饰，蒲苇皆可制。棕荐尤松软而不烦热，夏月用之，不嫌任意加厚，以支瘦骨。曹植③《九咏》曰："茵荐兮兰席。"荐亦古所用者。

《交广④物产录》"高州⑤出纸褥，其厚寸许，以杵捶软，竟同囊絮。"老年于夏秋时卧之，可无烦热之弊。亦有以葛布数十层制褥者。

褥底铺毡，可藉收湿。卧时热气⑥下注，必有微湿，得毡以收之。有用油布单铺褥底，晨起揭褥，单上湿气⑦可证，油布不能收湿也。《南华经》曰："民湿寝则腰疾偏死⑧。"此非湿寝，然每夜如是，受湿亦甚，必致疾。

便器

老年夜少寐，不免频起小便，便壶实为至要⑨。制以瓷与锡，俱

---

① 疮疡：痈疽疔疖等体表疾患。
② 《邛州志》：知州戚延裔主修。四川地方志。
③ 曹植（192—232）：字子建，沛国谯（今安徽省亳州市）人，曹操第三子，善诗文，有敏思。
④ 交广：交州广州。交，即交州。广，即广州。
⑤ 高州：今广东茂名高州。
⑥ 热气：温热之气。
⑦ 湿气：潮湿之气。
⑧ 偏死：偏枯，半身不遂。
⑨ 至要：紧要，极其重要。

嫌取携颇重，惟铜可极薄为之，但质轻又易倾覆。式须边直底平，规圆而扁①，即能平稳。

大便用圊桶②，坐略久即觉腰腿俱酸，坐低而无依倚故也。须将环椅于椅面开一孔，孔大小如桶，铺以絮垫，亦有孔如椅面，桶即承其下，坐既安然③，并杜秽气④。

《山居清供》曰："截大竹整节，以制便壶。半边微削，令平作底，底加以漆，更截小竹作口，提手亦用竹片粘连⑤。又有择葫芦扁瓢，中灌桐油浸透⑥，制同于竹。"此俱质轻而具朴野之意，似亦可取。再大便用环椅如前式，下密镶板，另构斗室，着壁安置，壁后凿穴，作抽屉承之，此非老年所必办。

《葆元录》⑦曰："饱则立小便，饥则坐小便。饱欲其通利，饥欲其收摄也。"愚谓小便惟取通利，坐以收摄⑧之，亦非确论，至于冬夜，宜即于被中侧卧小便，既无起坐之劳，亦免冒寒之虑。

膀胱为肾之腑⑨，有下口，无上口，以气渗入⑩而化，入气不化，则水归大肠，为泄泻。东坡《养身杂记》云："要长生，小便清；要长活，小便洁。"又《南华经》曰："道在屎溺。"屎溺讵⑪有道乎？良以二

---

① 规圆而扁：把圆凸压扁而使平整。
② 圊（qīng 轻）桶：便溺器。
③ 安然：安安稳稳地。
④ 秽气：难闻的气味，污秽之气。
⑤ 粘连：粘合在一起。
⑥ 浸透：泡在液体里以致湿透。
⑦ 《葆元录》：宋代抱一子撰。见本书引用书目。
⑧ 收摄：收聚。
⑨ 膀胱为肾之腑：中医学术语。指肾与膀胱之间的相互关联和影响，这种相合是脏腑互为表里的关系。
⑩ 渗入：慢慢地渗到里面去。
⑪ 讵：岂，难道。

便皆由化而出，其为难化、易化、迟化、速化，在可知不可知之间，所谓脏腑不能言。故调摄之道，正以此验得失。

《卫生经》曰："欲实脾，必疏膀胱。"愚谓利水①固可实脾，然亦有水利而脾不实者，惟脾实则水无不利。其道维②何？不过曰节食少饮，不饮尤妙。

欲溺③即溺，不可忍，亦不可努力，愈努力则愈数而少，肾气窒塞④，或致癃闭⑤。孙思邈曰："忍小便，膝冷成痹⑥。"

《元关真谛》曰："每卧时，舌抵腭，目视顶，提缩谷道⑦，即咽津⑧一口，行数次然后卧，可愈频溺。"按，此亦导引一法，偶因频溺行之则可，若每卧时如是，反致涩滞⑨。《内经》曰："通调水道。"言通必言调者，通而不调，与涩滞等。

或问通调之道如何？愚谓食少化速，则清浊易分，一也；薄滋味，无粘腻，则渗泄⑩不滞，二也；食久然后饮，胃空虚则水不归脾，气达膀胱，三也；且饮必待渴，乘微燥以清化源⑪，则水以济⑫火，下输倍捷，四也。所谓通调之道，如是而已。如是犹不通调，则为病。然病能如是通调，亦以渐可愈。

---

① 利水：促进体内水湿之邪的排泄。
② 维：通"惟"，思考。
③ 溺：同"尿"。
④ 窒塞：闭塞，堵住。
⑤ 癃闭：中医指排尿困难的疾病。
⑥ 痹：中医指风、寒、湿侵袭肌体导致肢节疼痛、麻木，屈伸不利的病症。
⑦ 谷道：即肛门。
⑧ 咽津：咽口水。
⑨ 涩滞：指小便不通畅。
⑩ 渗泄：慢慢地透入或漏出。
⑪ 化源：指脾胃。脾胃为生化之源。
⑫ 济：救助，帮助。

《悟真录》①曰："开眼而溺，眼中黑睛属肾，开眼所以散肾火。"又曰："紧咬齿而溺，齿乃肾之骨，宣泄时俾其收敛②，可以固齿。"《诗·鲁颂》③云④："黄发儿齿。"谓齿落复生也。此则天禀使然。养生家有固齿之法，无生齿之方，故齿最宜惜，凡坚硬物亦必慎⑤。

肾气⑥弱则真火渐衰，便溏⑦溺少，皆由于此。《菽园杂记》⑧曰："回回教门调养法；惟暖外肾。夏不着单裤，夜则手握肾丸⑨而卧。"愚谓手心通心窍，握肾丸以卧，有既济⑩之功焉。尝畜猴，见其卧必口含外肾。《本草》谓猴能引气，故寿。手握肾丸，亦引气⑪之意。又有以川椒和绵裹肾丸，可治冷气入肾。

小便太清而频则多寒，太赤而短则多热，赤而浊，着地少顷色如米泔者，则热甚矣。大便溏泄⑫，其色或淡白，或深黄，亦寒热之辨，黑如膏者，则脾败矣。是当随时体察⑬。

每大便后，进食少许⑭，所以济其气乏也。如饱后即大便，进汤

---

① 《悟真录》：即丹阳《悟真录》。丹阳疑即丹阳子马钰(1123—1183)，全真道士。见本书引用书目。

② 收敛：收拢，聚集。

③ 《诗·鲁颂》：即《诗经·鲁颂》。

④ 云：同治本作"曰"。

⑤ 慎：小心，当心。

⑥ 肾气：肾气为先天之根本，关系人的生长发育和寿夭。

⑦ 便溏：中医指大便稀薄。

⑧ 《菽园杂记》：明代陆容撰，笔记小说体著作。见本书引用书目。

⑨ 肾丸：睾丸。

⑩ 既济：即"水火相济""心肾相交"。肾中真阳上升，能温养心火；心火能制肾水泛滥而助真阳；肾水又能制心火，使不致过亢而益心阴。

⑪ 引气：谓以意领气，使血脉和通，精足神完。

⑫ 溏泄：亦作"溏泻"。轻度腹泻。

⑬ 体察：体验察看。

⑭ 少许：一些，一点点。

饮以和其气，或就榻暂眠，气定即起。按，《养生汇论》有擦摩①脐腹及诸穴者，若无故频行之，气内动而不循常道②，反足致疾。予目见屡矣，概不录。

《六砚斋三笔》③曰："养生须禁大便泄气。值腹中发动，用意坚忍，十日半月，不容走泄，久之气亦定。此气乃谷神④所生，与真气⑤为联属，留之则真气得其协助而日壮。"愚谓频泄诚耗气，强忍则大肠火郁。孙思邈曰："忍大便，成气痔⑥。"况忍愈久，便愈难，便时必至努力，反足伤气。总之养生⑦之道，惟贵自然，不可纤毫着意，知此思过半⑧矣。《黄庭经》⑨曰："物有自然事不烦，垂拱无为心自安。"《道德经》曰："地法天，天法道，道法自然⑩。"

予著是书，于客岁病余，以此为消遣⑪。时气怯体羸⑫，加意作调养⑬法。有出诸臆见⑭者，有本诸前人者，有得诸听闻者，酌而录之，即循而行之。迄今秋精力始渐可支。大抵病后欲冀复元⑮，少年

① 擦摩：揩拭，摸抚。
② 常道：一定的法则、规律。
③ 《六砚斋三笔》：即《六砚斋笔记》中《三笔》。明末秀水李日华(1565—1635)撰。
④ 谷神：指五脏神。《老子》"谷神不死"河上公注："人能养神则不死，神谓五脏之神也。"
⑤ 真气：人体的元气，生命活动的原动力。由先天之气和后天之气结合而成。
⑥ 气痔：病名。相当于内痔合并脱肛。
⑦ 养生：摄养身心使长寿。
⑧ 思过半：谓领悟大半。
⑨ 《黄庭经》：又名《老子黄庭经》。道教经籍，包括《黄庭外景玉经》和《黄庭内景玉经》。
⑩ 自然：本然如此的法则。
⑪ 消遣：消磨时间。
⑫ 气怯体羸：气怯，指胆气虚怯出现惊慌诸症。体羸，身体瘦弱。
⑬ 调养：调理饮食起居，养护身体。
⑭ 臆见：主观的看法。亦用为谦辞，犹言浅见。
⑮ 复元：病后恢复健康。也作复原。

以日计，中年以月计，至老年则以岁计，汲汲求其效，无妙术①也。兹书四卷，以次就竣，因以身自体验者，随笔录记。另有粥谱，又属冬初续著，附于末，为第五卷。

---

① 妙术：神妙，精湛的技术。

卷 五

慈山居士　著

粥 谱 说

粥能益人，老年尤宜，前卷屡及之，皆不过略举其概，未获明析其方。考之轩岐家①与养生家书，煮粥之方甚多。惟是方不一例，本有轻清重浊之殊，载于书者，未免散见而杂出。窃意粥乃日用常供，借诸方以为调养，专取适口，或偶资治疾，入口违宜，似又未可尽废，不经汇录而分别之，查检既嫌少便，亦老年调治之阙②书也。爰③撰为谱，先择米，次择水，次火候，次食候，不论调养治疾功力深浅之不同，第取气味轻清、香美适口者为上品，少逊者为中品，重浊者为下品，准以成数，共录百种，削其入口违宜之已甚者而已。方本前人，乃已试之良法，注明出自何书，以为征信，更详兼治，方有定而治无定，治法亦可变通。内有窃据鄙意参入数方，则惟务有益而

---

① 轩岐家：指中医学家。轩岐，即轩辕氏黄帝和岐伯，为中医始祖。
② 阙：同"缺"。
③ 爰：于是。

兼适于口，聊备①老年之调治。若夫推而广之，凡食品、药品中堪加入粥者尚多，酌宜而用，胡不可自我作古②耶？更有待夫后之明此理者。

择米第一

米用粳，以香稻为最，晚稻性软，亦可取，早稻次之，陈廪③米则欠腻滑矣。秋谷新凿者，香气足，脱谷久，渐有故气，须以谷悬通风处，随时凿用。或用炒白米，或用焦锅巴，腻滑不足，香燥之气，能去湿开胃。《本草纲目》④云："粳⑤米、籼⑥米、粟米、粱米粥，利小便，止烦渴，养脾胃；糯米、秫⑦米、黍米粥，益气，治虚寒泄痢吐逆。"至若所载各方，有米以为之主，竣厉者可缓其力，和平者能倍其功，此粥之所以妙而神与？

择水第二

水类不一，取煮失宜，能使粥味俱变。初春值雨，此水乃春阳生

---

① 聊备：姑且当作。
② 自我作古：谓由我做起，我即创始者。
③ 廪：粮仓。
④ 《本草纲目》：明代李时珍（1518—1593）著。52卷。
⑤ 粳：是大米的一种，主要产于中国东北。
⑥ 籼：早熟而无黏性的稻子。
⑦ 秫：高粱（多指黏高粱）。

发之气，最为有益。梅雨湿热熏蒸，人感其气则病，物感其气则霉，不可用之明验也。夏秋淫雨①为潦，水郁深而发骤，昌黎诗："洪潦无根源，朝灌夕已除。"或谓利热不助湿气，窃恐未然。腊雪水甘寒解毒，疗时疫；春雪水生虫易败，不堪用。此外，长流水四时俱宜，山泉随地异性，池沼止水有毒，井水清冽，平旦第一汲②为井华水，天一真气③浮于水面也。以之煮粥，不假他物，其色天然微绿，味添香美，亦颇异凡。缸贮水，以朱砂块沉缸底，能解百毒，并令人寿。

火候第三

煮粥以成糜为度，火候未到，气味不足，火候太过，气味遂减。火以桑柴为妙，《抱朴子》曰："一切药不得桑煎不服。"桑乃箕星④之精，能除风助药力。栎炭火性紧⑤，粥须煮不停沸，则紧火亦得。煮时先煮水，以杓扬之数十次，候沸数十次，然后下米，使水性动荡，则输运捷。煮必瓷罐，勿用铜锡，有以瓷瓶入灶内砻糠⑥稻草煨之，火候必致失度，无取。

---

① 淫雨：持续过久的雨。
② 汲：取水于井。
③ 天一真气：古代易学认为"天一生水"，天一真气为最天然、最纯粹的水之气，即能化生水的真气。
④ 箕星：即箕宿。二十八宿之一。
⑤ 栎炭火性紧：栎炭，栎木烧成之炭。火性紧，指火烧得旺，火势大而猛。
⑥ 砻糠：稻谷砻过后脱下的外壳。砻，去掉稻壳的工具，俗称砻磨。

食候第四

老年有竟日食粥，不计顿，饥即食，亦能体强健，享大寿，此又在常格外。就调养而论，粥宜空心食，或作晚餐亦可，但勿再食他物，加于食粥后，食勿过饱，虽无虑停滞，少觉胀，胃即受伤。食宁过热，即致微汗，亦足通利血脉。食时勿以他物侑食①，恐不能专收其益，不获已②，但使咸味沾唇，少解其淡可也。

上品三十六

莲肉③粥

《圣惠方》④："补中强志⑤。"按：兼养神益脾固精，除百疾。去皮心，用鲜者煮粥更佳。干者如经火焙，肉即僵，煮不能烂，或磨粉加入。湘莲胜建莲⑥，皮薄而肉实。

---

① 侑食：佐食。
② 不获已：不得已。
③ 莲肉：即莲子。补脾止泻，益肾涩精，养心安神。
④ 《圣惠方》：即《太平圣惠方》，宋代官修方书。
⑤ 补中强志：谓增强脾胃及肾的功能。
⑥ 湘莲胜建莲：湘莲，湖南湘潭特产的莲子。建莲，福建建宁特产的莲子。

藕粥

慈山参入。治热渴，止泄开胃消食，散留血，久服令人心欢。磨粉调食，味极淡；切片煮粥，甘而且香。凡物制法异，能移其气味，类如此。

荷鼻粥

慈山参入。荷鼻即叶蒂。生发元气，助脾胃，止渴止痢固精。连茎叶用亦可，色青形仰，其中空，得震卦[①]之象。《珍珠囊》[②]："煎汤烧饭，和药治脾。以之煮粥，香清佳绝。"

芡实粥

《汤液本草》[③]："益精强志，聪耳明目。"按：兼治湿痹、腰脊膝痛、小便不禁、遣精白浊[④]。有粳糯二种，性同。入粥俱须烂煮，鲜者佳。扬雄《方言》[⑤]曰："南楚[⑥]谓之鸡头。"

---

① 震卦：《周易》八经卦之一。震仰盂，中空不实，亨通畅达。喻荷蒂有生化元气之功。
② 《珍珠囊》：药学著作，金代张元素编著。
③ 《汤液本草》：药学著作。元代王好古撰。
④ 白浊：中医学名词，指淋病。
⑤ 《方言》：汉代扬雄著，是中国第一部记录方言的著作。
⑥ 南楚：古地区名。春秋战国时，楚国在中原南面，后世称南楚。北起淮汉，南至江南，约包括今安徽中部、西南部，河南东南部，湖南、湖北东部及江西等地。

薏苡粥

《广济方》①：“治久风湿痹。”又《三福丹书》②：“补脾益胃。”按：兼治筋急拘挛，理脚气，消水肿。张师正《倦游录》③云：“辛稼轩患疝，用薏珠东壁土④炒服，即愈。”乃上品养心药。

扁豆粥

《延年秘旨》：“和中补五脏。”按：兼消暑除湿解毒，久服发不白。荚有青、紫二色，皮有黑、白、赤、斑四色。白者温，黑者冷，赤斑者平。入粥去皮，用干者佳，鲜者味少淡。

御米粥

《开宝本草》⑤：“治丹石发动，不下饮食，和竹沥入粥。”按：即罂粟子⑥，《花谱》⑦名“丽春花”。兼行风气，逐邪热，治反胃、痰滞、泻痢，润燥固精。水研滤浆入粥，极香滑。

---

① 《广济方》：又名《开元广济方》，唐玄宗李隆基主持编纂。
② 《三福丹书》：明代龚应圆著。见本书引用书目。
③ 张师正《倦游录》：张师正，名思政，字不疑，北宋襄国（今邢台市）人，著有《倦游录》12卷。见本书引用书目。
④ 东壁土：旧房屋东边墙上的土。
⑤ 《开宝本草》：药物学著作，马志、刘翰等编著于宋开宝年间，故名。
⑥ 罂粟子：罂粟子即罂粟的籽种。
⑦ 《花谱》：即《游默斋花谱》。见本书引用书目。

姜粥

《本草纲目》："温中，辟恶气。"又《手集方》①：捣汁煮粥，治反胃。按：兼散风寒，通神明，取效甚多。《朱子语录》②有"秋姜夭人天年"之语，治疾勿泥。《春秋运斗枢》③曰："璇星④散而为姜。"

香稻叶粥

慈山参入。按：各方书俱烧灰淋汁用，惟《摘元妙方》：糯稻叶煎露一宿，治白浊。《纲目》谓：气味辛热，恐未然。以之煮粥，味薄而香清，薄能利水，香能开胃。

丝瓜叶粥

慈山参入。丝瓜性清寒，除热利肠，凉血解毒，叶性相类。瓜长而细，名马鞭瓜，其叶不堪用；瓜短而肥，名丁香瓜，其叶煮粥香美。拭去毛，或姜汁洗。

---

① 《手集方》：唐代李绛撰，方书类著作。见本书引用书目。
② 《朱子语录》：朱熹与其弟子问答的语录汇编。
③ 《春秋运斗枢》：明代孙毂辑。见本书引用书目。
④ 璇星：星名。北斗第二星。

桑芽粥

《山居清供》："止渴明目。"按：兼利五脏，通关节，治劳热，止汗。《字说》①云："桑为东方神木，煮粥用初生细芽。苞含未吐者，气香而味甘。"《吴地志》②"焙干代茶，生津清肝火。"

胡桃粥

《海上方》③："治阳虚腰痛，石淋五痔。"按：兼润肌肤，黑须发，利小便，止寒嗽，温肺润肠。去皮研膏，水搅滤汁，米熟后加入。多煮生油气，或加杜仲、茴香，治腰痛。

杏仁粥

《食医心镜》④："治五痔⑤下血。"按：兼治风热咳嗽，润燥。出关西者名巴旦，味甘尤美。去皮尖，水研滤汁，煮粥微加冰糖。《野人闲话》⑥云："每日晨起以七枚细嚼，益老人。"

---

① 《字说》：北宋王安石撰。宋代字书。
② 《吴地志》：唐代陆广微撰。一卷。多记古国吴地之事。
③ 《海上方》：即《海上集验方》，唐代崔玄亮(768—833)编撰。玄亮，一作元亮，字晦叔，山东磁州昭义（今河北磁县）人。见本书引用书目。
④ 《食医心镜》：唐代昝殷(约797—859)撰，食疗专著。见本书引用书目。
⑤ 五痔：病症名。五种肛门痔类型之合称。
⑥ 《野人闲话》：宋代景焕撰。笔记小说体著作，5卷。

胡麻粥

《锦囊秘录》①："养肺耐饥耐渴。"按：胡麻即芝麻，《广雅》②名藤宏，坚筋骨，明耳目，止心惊，治百病。乌色者名巨胜，仙经所重，栗色者香却过之。炒研加水，滤汁入粥。

松仁粥

《纲目》方："润心肺，调大肠。"按：兼治骨节风，散水气寒气，肥五脏，温肠胃。取洁白者，研膏入粥。色微黄，即有油气，不堪用。《列仙传》③云："偓佺④好食松实，体毛数寸。"

菊苗粥

《天宝单方》⑤："清头目。"按：兼除胸中烦热，去风眩，安肠胃。《花谱》曰："茎紫其叶味甘者可食，苦者名苦薏，不可用。"苗乃发生之气聚于上，故尤以清头目有效。

菊花粥

慈山参入：养肝血，悦颜色，清风眩，除热解渴明目。其种以百

---

① 《锦囊秘录》：即《冯氏锦囊秘录》，清代冯兆张撰，初刊于清康熙六十一年（1722）。
② 《广雅》：三国魏时张揖撰。训诂书。
③ 《列仙传》：西汉刘向著，主要记述了上古及三代、秦、汉间70多位神仙的故事。
④ 偓佺（wò quán 卧全）：古仙人名。
⑤ 《天宝单方》：即《天宝单方药图》，唐代药物图谱。

计，《花谱》曰："野生单瓣，色白开小朵①者良，黄者次之。"点茶亦佳。煮粥去蒂，晒干磨粉和入。

梅花粥

《采珍集》②："绿萼花瓣，雪水煮粥，解热毒。"按：兼治诸疮毒。梅花凌寒而绽，将春而芳，得造物生气之先，香带辣性，非纯寒。粥熟加入，略沸。《埤雅》③曰："梅入北方变杏。"

佛手柑粥

《宦游日札》④："闽人以佛手柑作菹，并煮粥，香清开胃。"按：其皮辛，其肉甘而微苦，甘可和中，辛可顺气，治心胃痛宜之，陈者尤良。入粥用鲜者，勿久煮。

百合粥

《纲目方》："润肺调中⑤。"按：兼治热咳脚气。嵇含《草木状》⑥云："花白叶阔为百合，花红叶尖为卷丹，卷丹不入药。"窃意花叶虽

---

① 朵：同治本作"花"。
② 《采珍集》：清代陈枚（？—1864）辑，12卷。见本书引用书目。
③ 《埤（pí 皮）雅》：宋代陆佃（1042—1102）撰，训诂书。
④ 《宦游日札》：即盛氏《宦游日札》。见本书引用书目。
⑤ 调中：中医学术语。调和中焦脾胃。
⑥ 嵇含《草木状》：嵇含（263—306），字君道，晋时巩县亳丘（今河南省巩义市）人。《草木状》，即《南方草木状》，嵇含撰。见本书引用书目。

异，形相类而味不相远①，性非迥别。

砂仁粥

《十便良方》②："治呕吐，腹中虚痛。"按：兼治上气③咳逆胀痞、醒脾通滞气，散寒饮，温肾肝。炒去翳，研末点入粥，其性润燥。韩懋《医通》④曰："肾恶燥，以辛润之。"

五加芽粥

《家宝方》⑤："明目止渴。"按：《本草》"五加根皮效颇多，"又云"其叶作蔬，去皮肤风湿；嫩芽焙干代茶，清咽喉。作粥色碧香清，效同。"《巴蜀异物志》⑥名文章草。

枸杞叶粥

《传信方》⑦："治五劳七伤⑧，豉汁和米煮。"按：兼治上焦客

---

① 远：差距大。
② 《十便良方》：宋代郭坦撰。见本书引用书目。
③ 上气：肺气上逆。
④ 韩懋《医通》：明代韩懋著，刊于嘉靖元年（1522）。
⑤ 《家宝方》：即《卫生家宝方》，又名《卫生家宝》，宋代朱端章辑，徐安国补订，刊于1184年。
⑥ 《巴蜀异物志》：三国时蜀国名士谯周撰。
⑦ 《传信方》：唐代刘禹锡撰。
⑧ 五劳七伤：五劳，指久视伤血、久卧伤气、久坐伤肉、久立伤骨、久行伤筋。七伤，指大饱伤脾，大怒气逆伤肝，强力举重久坐湿地伤肾，形寒饮冷伤肺，忧愁思虑伤心，风雨寒暑伤形，恐惧不节伤志。皆出自《素问·宣明五气篇》。

热①，周痹②风湿，明目安神。味甘气凉，与根皮及子性少别。《笔谈》③云："陕西极边生者大合抱，摘叶代茶。"

枇杷叶粥

《枕中记》④："疗热嗽，以蜜水涂炙，煮粥去叶食。"按：兼降气止渴，清暑毒。凡用择经霜老叶，拭去毛，甘草汤洗净，或用姜汁炙黄。肺病可代茶饮。

茗粥

《保生集要》⑤："化痰消食，浓煎入粥。"按：兼治疟痢，加姜。《茶经》⑥曰："名有五，一茶，二槚⑦，三蔎⑧，四茗，五荈⑨。"《茶谱》⑩曰："早采为茶，晚采为茗。"《丹铅录》⑪："茶即古荼字，《诗》'谁谓荼苦是也。'"

---

① 客热：外来的邪热。客，《说文》："客，寄也。"
② 痹：中医指风、寒、湿侵袭肌体导致肢节疼痛、麻木、屈伸不利的病症。
③ 《笔谈》：即《梦溪笔谈》，北宋沈括著。
④ 《枕中记》：即叶氏《枕中记》。见本书引用书目。
⑤ 《保生集要》：清代张文邃著，2卷。
⑥ 《茶经》：唐代陆羽著，我国现存最早的茶道专著。
⑦ 槚（jiǎ 贾）：古书指茶树。
⑧ 蔎（shè 设）：古书上说的一种香草。另指茶。
⑨ 荈（chuǎn 喘）：即粗茶。
⑩ 《茶谱》：明太祖朱元璋第十七子朱权著。
⑪ 《丹铅录》：即《丹铅总录》，明代杨慎撰。

苏叶粥

慈山参入。按：《纲目》用以煮饭，行气解肌[1]，入粥功同。按：此乃发表散风寒之品，亦能消痰和血止痛，背面皆紫者佳。《日华子本草》[2]谓能补中益气，窃恐未然。

苏子粥

《简便方》[3]："治上气咳逆。"又《济生方》[4]加麻子仁，顺气顺肠。按：兼消痰润肺。《药性本草》[5]曰："长食苏子粥，令人肥白身香。"《丹房镜源》[6]曰："苏子油能柔五金八石[7]。"

藿香粥

《医余录》："散暑气，辟恶气。"按：兼治脾胃，吐逆霍乱，心腹痛，开胃进食。《交广杂志》谓藿香木本。《金楼子》[8]言：五香[9]共是

---

① 行气解肌：使气血通畅，解除肌表之邪。外感表证初起有汗的治法。
② 《日华子本草》：全名《日华子诸家本草》，著作年代、作者不详。
③ 《简便方》：明代杨起著。
④ 《济生方》：又名《严氏济生方》，宋代严用和撰。
⑤ 《药性本草》：明代薛己撰。
⑥ 《丹房镜源》：唐代独孤滔著，外丹著作。
⑦ 五金八石：五金指金、银、铜、铁、锡；八石指朱砂、雄黄、雌黄、空青、云母、硫黄、戎盐、销石八种矿物。
⑧ 《金楼子》：梁孝元帝萧绎撰。
⑨ 五香：生长在古代扶南国的一种木本香料，根是旃檀，节是沉香，花是鸡舌香，叶是藿香，胶是熏陆。事见《金楼子》卷立《志怪篇》。

一木，叶为藿香。入粥用南方草本，鲜者佳。

薄荷粥

《医余录》："通关格①，利咽候，令人口香。"按：兼止痰嗽，治头②脑风，发汗消食下气，去舌胎。《纲目》云："煎汤煮饭，能去热。"煮粥尤妥。扬雄《甘泉赋》作菝葀。

松叶粥

《圣惠方》："细切煮汁作粥，轻身益气。"按：兼治风湿疮，安五脏，生毛发，守中耐饥。或捣汁澄粉曝干，点入粥，《字说》云："松柏为百木之长，松犹公也，柏犹伯也。"

柏叶粥

《遵生八笺》："神仙服饵。"按：兼治呕血便血，下痢烦满。用侧柏叶随四时方向③采之，捣汁澄粉入粥。《本草衍义》④云："柏木西指，得金之正气，阴木而有贞德者。"

---

① 关格：中医学病证名。"关"为大小便不通，"格"为饮食即吐，并称"关格"。亦专指大小便不通的病症。
② 头：同治本此后有"痛"字。
③ 四时方向：四季所属方向，即春季东向，夏季南向，秋季西向，冬季北向。
④ 《本草衍义》：宋政和（1116）寇宗奭编著，本草著作。

花椒粥

《食疗本草》①："治口疮。"又《千金翼》②："治下痢腰腹冷，加炒面煮粥。"按：兼温中暖肾除湿，止腹痛。用开口者，闭口有毒。《巴蜀异物志》"出四川清溪县者良，香气亦别。"

栗粥

《纲目》方："补肾气，益腰脚，同米煮。"按：兼开胃活血。润沙收之，入夏如新。梵书③名笃迦，其扁者曰栗楔，活血尤良。《经验方》④：每早细嚼风干栗。猪肾粥助之，补肾效。

绿豆粥

《普济方》⑤："治消渴⑥饮水。"又《纲目》方："解热毒。"按：兼利小便，厚肠胃，清暑下气。皮寒肉平，用须连皮。先煮汁，去豆下米煮。《夷坚志》⑦云："解附子毒。"

---

① 《食疗本草》：唐代孟诜（612—713）撰。
② 《千金翼》：即《千金翼方》，唐代孙思邈撰。
③ 梵书：古印度的一种宗教文献。
④ 《经验方》：疑即萨谦斋《经验方》。见本书引用书目。
⑤ 《普济方》：明代朱橚（周定王）、滕硕、刘醇等编。
⑥ 消渴：中医学病症名，以口渴、善饮、多尿、消瘦为主要表现。
⑦ 《夷坚志》：宋代洪迈（1123—1202）撰。南宋志怪小说集。

鹿尾粥

慈山参入。鹿尾关东风干者佳，去脂膜，中有凝血如嫩肝，为食物珍品。碎切煮粥，清而不腻，香有别韵，大补虚损。盖阳气聚于角，阴血会于尾。

燕窝粥

《医学述》①："养肺化痰止嗽，补而不滞，煮粥淡食有效。"按：《本草》不载，《泉南杂记》②采入，亦不能确辨是何物。色白治肺，质清化痰，味淡利水，此其明验。

中品二十七

山药粥

《经验方》：治久泄。糯米水浸一宿，山药炒熟，加沙糖、胡椒煮。按：兼补肾精，固肠胃。其子生叶间，大如铃，入粥更佳。《杜兰香传》③云："食之辟雾露。"

---

① 《医学述》：清代吴仪洛（约1704—1766）撰。见本书引用书目。
② 《泉南杂记》：明代陈懋仁撰。地方掌故之书。
③ 《杜兰香传》：东晋文学家曹毗撰。

白茯苓粥

《直指方》①："治心虚梦泄白浊。"又《纲目方》："主清上实下。"又《采珍集》："治欲睡不得睡。"按：《史记·龟荚传》②："名伏灵，谓松之神灵所伏也。兼安神渗湿益脾。"

赤小豆粥

《日用举要》："消水肿。"又《纲目方》："利小便，治脚气，辟邪厉③。"按：兼治消渴，止泄痢，腹胀吐逆。《服食经》④云："冬至日食赤小豆粥，可厌⑤疫鬼。"即辟邪厉之意。

蚕豆粥

《山居清供》："快胃和脾。"按：兼利脏腑。《本经》不载，万表《积善堂方》⑥："有误吞针，蚕豆同韭菜食，针自大便出，利脏腑可验。"煮粥宜带露采嫩者，去皮用，皮味涩。

---

① 《直指方》：即《仁斋直指方论》，亦称《仁斋直指》，宋代杨士瀛撰。
② 《史记·龟荚传》：即《史记·龟策传》，专记卜筮之事。
③ 辟邪厉：避除疫疠邪气。厉，通"疠"。
④ 《服食经》：道家服食类著作，所指未详。
⑤ 厌(yā 压)：镇服或驱避鬼邪。
⑥ 《积善堂方》：明代万表撰。见本书引用书目。

天花粉粥

《千金月令》:"治消渴。"按:即瓜蒌根。《炮炙论》①曰:"圆者为栝,长者为楼,根则一也。"水磨澄粉入粥,除烦热,补虚安中,疗热狂时疾②,润肺降火止嗽。宜虚热人。

面粥

《外台秘要》③:"治寒痢④白泻。"麦面炒黄,同米煮。按:兼强气力,补不足,助五脏。《纲目》曰:"北面性平,食之不渴,南面性热,食之发渴,随地气而异也。"梵书名迦师错。

腐浆粥

慈山参入。腐浆即未点成腐者,诸豆可制,用白豆居多。润肺消胀满,下大肠浊气,利小便。暑月入人汗有毒。北方呼为甜浆粥,解煤毒,清晨有肩挑鬻⑤于市。

---

① 《炮炙论》:即《雷公炮炙论》,刘宋时雷敩著。中药炮制著作。原书已佚,近人有辑本。

② 时疾:季节性流行病。

③ 《外台秘要》:唐代王焘编著。40卷。唐代方书,载方6000有余。

④ 寒痢:病名。指寒邪客于肠胃引致之痢疾。

⑤ 鬻(yù 玉):售卖。

龙眼肉粥

慈山参入。开胃悦脾，养心益智，通神明，安五脏，其效甚大。《本草衍义》曰："此专为果，未见入药，非矣。"《名医别录》云："治邪气，除蛊毒①，久服强魂，轻身不老。"

大枣粥

慈山参入。按道家方药，枣为佳饵。皮利肉补，去皮用。养脾气，平胃气，润肺止嗽，补五脏，和百药。枣类不一，青州黑大枣良，南枣味薄微酸，勿用。

蔗浆粥

《采珍集》："治咳嗽虚热，口干舌燥。"按：兼助脾气，利大小肠，除烦热，解酒毒。有青紫两种，青者胜。榨为浆，加入粥。如经火沸，失其本性，与糖霜何异？

柿饼粥

《食疗本草》："治秋痢。"又《圣济方》治鼻窒不通。按：兼健脾涩肠，止血止嗽，疗痔。日干为白柿，火干为乌柿，宜用白者。干柿去

---

① 蛊（gǔ 古）毒：蛊虫之毒。

皮纳瓮中，待生白霜，以霜入粥尤佳。

枳椇粥

慈山参入。按俗名鸡距子，形卷曲如珊瑚，味甘如枣。《古今注》名树蜜。除烦清热，尤解酒毒，醉后次早空腹食此粥颇宜。老枝嫩叶，煎汁倍甜，亦解烦渴。

枸杞子粥

《纲目》方："补精血，益肾气。"按：兼解渴除风，明目安神。谚云："去家千里，勿食枸杞。"谓能强盛阳气也。《本草衍义》曰："子微寒，今人多用为补肾药，未考经意。"

木耳粥

《鬼遗方》[①]："治痔。"按：桑、槐、楮、榆、柳为五木耳。《神农本草经》云："益气不饥，轻身强志。"但诸木皆生耳，良毒亦随木性。煮粥食，兼治肠红[②]。煮必极烂，味淡而滑。

小麦粥

《食医心镜》："治消渴。"按：兼利小便，养肝气，养心气，止

① 《鬼遗方》：即《刘涓子鬼遗方》。晋末刘涓子撰，外科专著。
② 肠红：证名。大便出血。

汗。《本草拾遗》①曰："麦凉曲温，麸冷面热，备四时之气，用以治热。勿令皮拆，拆则性热。须先煮汁，去麦加米。"

菱粥

《纲目》方："益肠胃，解内热。"按：《食疗本草》曰："菱②不治病，小有补益。种不一类，有野菱生陂塘中，壳硬而小，曝干煮粥，香气较胜。"《左传》"屈到嗜芰"，即此物。

淡竹叶粥

慈山参入。按春生苗，细茎绿叶似竹，花碧色，瓣如蝶翅。除烦热，利小便，清心。《纲目》曰："淡竹叶煎汤煮饭，食之能辟暑。煮饭曷若③煮粥尤妥。"

贝母粥

《资生录》④："化痰止嗽止血，研入粥。"按：兼治喉痹目眩及开郁，独颗者有毒。《诗》云："言采其蝱。"蝱本作莔⑤，《尔雅》："莔，贝母也。"诗本不得志而作，故曰采蝱，为治郁也。

---

① 《本草拾遗》：即陈藏器《本草拾遗》。见本书引用书目。
② 菱：俗名"菱角"。
③ 曷若：何如。
④ 《资生录》：宋代王执中（约1140—1207）撰。见本书引用书目。
⑤ 莔（méng 蒙）：草名，贝母也，通"蝱"。

竹叶粥

《奉亲养老书》①："治内热目赤头痛。"加石膏同煮，再加沙糖，此即仲景竹叶石膏汤之意。按：兼疗时邪发热。或单用竹叶煮粥，亦能解渴除烦。

竹沥粥

《食疗本草》："治热风。"又《寿世青编》②："治痰火。"按：兼治口疮，目痛消渴，及痰在经络四肢，非此不达。粥熟后加入。《本草补遗》曰：竹沥清痰，非助姜汁不能行。

牛乳粥

《千金翼》："白石英、黑豆饲牛，取乳作粥，令人肥健。"按：兼健脾除疸黄。《本草拾遗》云："水牛胜黄牛。"又芝麻磨酱，炒面煎茶，加盐和入乳，北方谓之面茶，益老人。

鹿肉粥

慈山参入。关东有风干鹿肉条，酒微煮，碎切作粥，极香美。补

---

① 《奉亲养老书》：北宋陈直撰。老年养生专著。
② 《寿世青编》：清代尤乘辑。

中益气力，强五脏。《寿世青编》曰："鹿肉不补，反痿人阳。"按：《别录》①指茸能痿阳，盖因阳气上升之故。

淡菜粥

《行厨记要》②："止泄泻，补肾。"按：兼治劳伤精血衰少，吐血肠鸣腰痛，又治瘿③，与海藻同功。《刊石药验》④曰："与萝卜或紫苏、冬瓜，入米同煮，最益老人，酌宜用之。"

鸡汁粥

《食医心镜》："治狂疾，用白雄鸡。"又《奉亲养老书》："治脚气，用乌骨雄鸡。"按：兼补虚养血，巽⑤为风为鸡，风病忌食。陶弘景《真诰》⑥曰："养白雄鸡可辟邪。野鸡不益人。"

鸭汁粥

《食医心镜》："治水病⑦垂死，青头鸭和五味煮粥。"按：兼补虚除热，利水道，止热痢。《禽经》⑧曰："白者良，黑者毒；老者良，

---

① 《别录》：即《名医别录》，约成书于汉末。
② 《行厨记要》：即冯耘庐《行厨记要》。见本书引用书目。
③ 瘿：颈前瘿瘤，相当于甲状腺疾病的总称。
④ 《刊石药验》：即后唐刊《石药验》。见本书引用书目。
⑤ 巽（xùn 迅）：《周易》八经卦之一，代表风。
⑥ 《真诰》：梁代陶弘景撰。道教经籍，凡20卷。
⑦ 水病：即水肿病。
⑧ 《禽经》：旧本题晋代师旷撰，1卷。

嫩者毒，野鸭尤益病人。忌同胡桃、木耳、豆豉食。"

海参粥

《行厨记要》："治痿，温下元。"按：滋肾补阴。《南闽记闻》言捕取法，令女人裸体入水，即争逐而来，其性淫也。色黑入肾，亦从其类。先煮烂细切，入米加五味。

白鲞粥

《遵生八笺》："开胃悦脾。"按：兼消食，止暴痢腹胀。《尔雅翼》①曰："诸鱼干者皆为鲞，不及石首鱼，故独得白名。"《吴地志》曰："鲞②字从美下鱼，从鲞者非。"煮粥加姜豉。

下品三十七

酸枣仁粥

《圣惠方》："治骨蒸③不眠。"水研滤汁，煮粥候熟，加地黄汁再煮。按：兼治心烦，安五脏，补中益肝气。《刊石药验》云："多睡生用，便不得眠；炒熟用，疗不眠。"

---

① 《尔雅翼》：宋代罗愿作。训诂著作，解释《尔雅》草木鸟兽虫鱼各种物名。
② 鲞(xiǎng 响)：剖开晾干的鱼。
③ 骨蒸：虚热的一种，临床常称作"骨蒸潮热"。

车前子粥

《肘后方》①："治老人淋病，绵裹入粥煮。"按：兼除湿利小便。明目，亦疗赤痛，去暑湿，止泻痢。《服食经》云"车前一名地衣，雷之精也。久服身轻。其叶可为蔬。"

肉苁蓉粥

陶隐居《药性论》："治劳伤精败面黑。"先煮烂，加羊肉汁和米煮。按：兼壮阳，润五脏，暖腰膝，助命门相火。凡不足者，以此补之。酒浸，刷去浮甲，蒸透用。

牛蒡根粥

《奉亲养老书》："治中风口目不动，心烦闷。"用根曝干，作粉入粥，加葱、椒、五味。按：兼除五脏恶气，通十二经脉。冬月采根，并可作菹，甚美。

郁李仁粥

《独行方》②："治脚气肿，心腹满，二便不通，气喘急。"水研绞

---

① 《肘后方》：即《肘后备急方》。原名《肘后救卒方》。东晋葛洪著。后经梁代陶弘景增订为《补阙肘后百一方》。

② 《独行方》：唐代韦宙撰。见本书引用书目。

汁，加薏苡仁入米煮。按：兼治肠中结气，泄五脏膀胱急痛。去皮，生蜜浸一宿，漉出用。

大麻仁粥

《肘后方》："治大便不通。"又《食医心镜》治风水腹大，腰脐重痛，五淋涩痛。又《食疗本草》："去五脏风，润肺。"按：麻仁润燥之功居多，去壳煎汁煮粥。

榆皮粥

《备急方》："治身体暴肿，同米煮食，小便利立愈。"按：兼利关节，疗邪热，治不眠，初生荚仁作糜食，尤易睡。嵇康《养生论》[1]谓：榆令人瞑也。捣皮为末，可和菜菹食。

桑白皮粥

《三因方》[2]："治消渴。"糯谷炒拆白花同煮。又《肘后方》治同。按：兼治咳嗽吐血，调中下气。采东畔嫩根，刮去皮，勿去涎，炙黄用。其根出土者，有大毒。

---

[1] 《养生论》：晋代嵇康撰，养生专论。
[2] 《三因方》：即《三因极一病证方论》，南宋陈言撰。陈言，字无择，青田（今浙江青田）人。

麦门冬粥

《南阳活人书》①："治劳气欲绝。"和大枣、竹叶、炙草煮粥。又《寿世青编》："治嗽及反胃。"按：兼治客热口干心烦。《本草衍义》曰："其性专泄不专收，气弱胃寒者禁服。"

地黄粥

臞仙《神隐书》②："利血生精，候粥熟再加酥蜜。"按：兼凉血生血，补肾真阴③。生用寒，制熟用微温。煮粥宜鲜者，忌铜铁器。吴旻④《山居录》云："叶可作菜，甚益人。"

吴茱萸粥

《寿世青编》："治寒冷心痛腹胀。"又《千金翼》："酒煮茱萸治同。"此加米煮，捡开口者，洗数次用。按：兼除湿、逐风、止痢。周处⑤《风土记》："九日以茱萸插头，可辟恶。"

---

① 《南阳活人书》：宋代朱肱（1050—1125）撰。伤寒著作，22卷。
② 臞仙《神隐书》：明宁献王朱权，自号臞仙。《神隐书》，又称《神隐》，朱权撰。
③ 真阴：中医学名词。亦称"肾水""元阴"。
④ 吴旻：据本书引用书目及《本草纲目》引书当作"王旻"，唐代人，著《山居录》。
⑤ 周处：字子隐（236—297），晋代东吴吴郡阳羡（今江苏宜兴）人。著有《风土记》。

常山粥

《肘后方》：治老年久疟。秫米同煮，未发时服。按：兼治水胀，胸中痰结。截疟乃其专长，性暴悍，能发吐。甘草末拌蒸数次，然后同米煮，化峻厉为和平也。

白石英粥

《千金翼方》："服石英法，捶碎水浸澄清，每早取水煮粥，轻身延年。"按：兼治肺痿、湿痹、疸黄，实大肠。《本草衍义》曰："攻疾可暂用，未闻久服之益。"

紫石英粥

《备急方》："治虚劳惊悸。"打如豆，以水煮取汁作粥。按：兼治上气，心腹痛，咳逆邪气，久服温中。盖上能镇心，重以去怯也；下能益肝，湿以去枯也。

慈石粥

《奉亲养老书》："治老人耳聋。"捶末绵裹，加猪肾煮粥。《养老书》又方"同白石英水浸露地，每日取水作粥，气力强健，颜如童子。"按：兼治周痹风湿，通关节，明目。

滑石粥

《圣惠方》：治膈上烦热，滑石煎水，入米同煮。按：兼利小便，荡胸中积聚，疗黄疸、石淋、水肿。《炮炙论》曰："凡用研粉，牡丹皮同煮半日，水淘曝干用。"

白石脂粥

《子母秘录》：治水痢不止，研粉和粥，空心服。按：石脂有五种，主治不相远，涩大肠止痢居多。此方本治小儿弱不胜药者，老年气体虚羸亦宜之。

葱白粥

《小品方》①：治发热头痛，连须和米煮，加醋少许，取汗愈。又《纲目》方"发汗解肌，加豉。"按：兼安中，开骨节，杀百药毒。用胡葱②良，不可同蜜食，壅气害人。

莱菔粥

《图经本草》③：治消渴。生捣汁煮粥。又《纲目》方："宽中下

---

① 《小品方》：又称《经方小品》，东晋时期陈延之撰。
② 胡葱：亦称干葱、冬葱等，多在南方栽培，质柔味淡。
③ 《图经本草》：宋代苏颂等编撰。

气。"按：兼消食去痰，止咳治痢，制面毒。皮有紫白二色，生沙壤者大而甘，生瘠地者小而辣，治同。

莱菔子粥

《寿世青编》："治气喘。"按：兼化食除胀，利大小便，止气痛。生能升，熟能降，升则散风寒，降则定喘咳，尤以治痰、治下痢，厚重有殊绩。水研滤汁，加入粥。

菠菜粥

《纲目》方："和中润燥。"按：兼解酒毒，下气止渴，根尤良，其味甘滑。《儒门事亲》①云："久病大便涩滞不通及痔漏，宜常食之。"《唐会要》②"尼波罗国③献此菜，为能益食味也。"

甜菜粥

《唐本草》④："夏月煮粥食，解热，治热毒痢。"又《纲目》方"益胃健脾。"按：《学圃录》甜本作恭，一名莙荙菜，兼止血，疗时行壮热。诸菜性俱滑，以为健脾，恐无验。

---

① 《儒门事亲》：金代张从正编撰，共15卷，成书于1228年。
② 《唐会要》：北宋王溥撰。记述唐代各项典章制度沿革变迁的史书，100卷。
③ 尼波罗国：今尼泊尔。
④ 《唐本草》：又称《新修本草》，唐高宗显庆四年（659）由唐代李绩、苏敬等22人集体编撰，官府颁行，这是我国历史上国家颁布的第一部药典。

秃菜根粥

《全生集》①："治白浊。用根煎汤煮粥。"按：《本草》不载，其叶细绉，似地黄叶，俗名牛舌头草，即野甜菜。味微涩，性寒解热毒，兼治癣。《鬼遗方》云：捣汁熬膏药贴之。

芥菜粥

《纲目》方：豁痰辟恶。按：兼温中止嗽，开利九窍，其性辛热，而散耗人真元。《别录》谓能明目，暂时之快也。叶大者良，细叶有毛者损人。

韭叶粥

《食医心镜》："治水痢。"又《纲目》方：温中暖下。按：兼补虚壮阳，治腹冷痛。茎名韭白，根名韭黄。《礼记》谓韭为丰本，言美在根，乃茎之未出土者。治病用叶。

韭子粥

《千金翼》："治梦泄遗尿。"按：兼暖腰膝，治鬼交甚效。补肝及命门，疗小便频数。韭乃肝之菜，入足厥阴经。肝主泄，肾主闭，止泄精尤为要品。

---

① 《全生集》：即《外科证治全生集》。清代医家王维德撰。

苋菜粥

《奉亲养老书》："治下痢，苋菜煮粥食，立效。"按：《学圃录》：苋类甚多，常有者白、紫、赤三种，白者除寒热，紫者治气痢，赤者治血痢①，并利大小肠。治痢初起为宜。

鹿肾粥

《日华本草》：补中安五脏，壮阳气。又《圣惠方》："治耳聋俱作粥。"按：肾俗名腰子，兼补一切虚损。麋类鹿，补阳宜鹿，补阴宜麋。《灵苑记》②有"鹿补阴、麋补阳"之说，非。

羊肾粥

《饮膳正要》③：治阳气衰败，腰脚痛。加葱白、枸杞叶，同五味煮汁，再和米煮。又《食疗心镜》："治肾虚精竭，加豉汁、五味煮。"按：兼治耳聋脚气，方书每用为肾经引导。

猪髓粥

慈山参入。按：《养老书》④："猪肾粥加葱，治脚气。"《肘后方》："猪肝粥加绿豆，治溲涩。"皆罕补益。肉尤动风，煮粥无补。

---

① 血痢：病名。痢疾便中多血或下纯血。亦称赤痢。由热毒乘血所致。
② 《灵苑记》：北宋沈括撰。
③ 《饮膳正要》：元代忽思慧所撰，饮食养生著作，成书于元朝天历三年(1330)，3 卷。
④ 《养老书》：即《奉亲养老新书》。

《丹溪心法》①："用脊髓治虚损，补阴兼填骨髓，入粥佳。"

猪肚粥

《食医心镜》："治消渴饮水，用雄猪肚，煮取浓汁，加豉作粥。"
按：兼补虚损，止暴痢，消积聚。《图经本草》曰："四季月宜食之。
猪水畜而胃属土，用之以胃治胃也。"

羊肉粥

《饮膳正要》："治骨蒸久冷，山药蒸熟，研如泥，同肉下米作
粥。"按：兼补中益气，开胃健脾，壮阳滋肾，疗寒疝②。杏仁同煮则
易糜，胡桃同煮则不臊。铜器煮，损阳。

羊肝粥

《多能鄙事》③："治目不能远视。羊肝碎切，加韭子炒研，煎汁
下米煮。"按：兼治肝风虚热目赤，及病后失明。羊肝能明目，他肝则
否，青羊肝尤验。

羊脊骨粥

《千金食治方》④："治老人胃弱，以骨捶碎，煎取汁，入青粱米

---

① 《丹溪心法》：按本书引用书目，当指明代杨珣所著《丹溪心法类集》。
② 寒疝：中医学名词。疝气的一种。
③ 《多能鄙事》：明初刘基撰。
④ 《千金食治方》：即《备急千金要方》卷二十六"食治方"。

煮。"按：兼治寒中羸瘦，止痢补肾，疗腰痛。脊骨通督脉，用以治肾，尤有效。

犬肉粥

《食疗心镜》[①]："治水气鼓胀，和米烂煮，空腹食。"按：兼安五脏，补绝伤，益阳事，厚肠胃，填精髓，暖腰膝。黄狗肉尤补益虚劳，不可去血，去血则力减，不益人。

麻雀粥

《食治通说》[②]：治老人羸瘦，阳气乏弱。麻雀炒熟，酒略煮，加葱和米作粥。按：兼缩小便[③]，暖腰膝，益精髓。《食疗本草》曰："冬三月食之，起阳道[④]。"李时珍曰："性淫也。"

鲤鱼粥

《寿域神方》[⑤]：治反胃。童便浸一宿，炮焦煮粥。又《食医心镜》："治咳嗽气喘，用糯米。"按：兼治水肿、黄疸、利小便。诸鱼惟此为佳。风起能飞越，故又动风，风病忌食。

---

① 《食疗心镜》：应作"《食医心镜》"。
② 《食治通说》：宋代娄居中撰。见本书引用书目。
③ 缩小便：即缩尿止遗。
④ 阳道：指男性生殖器。
⑤ 《寿域神方》：明代朱权撰。

上煮粥方，上中下三品共百种，调养治疾，二者兼具，皆所以为老年地，毋使轻投攻补耳。前人有食疗、食治、食医，及《服食经》、《饮膳正要》诸书，莫非避峻厉以就和平也。且不独治疾宜慎，即调养亦不得概施。如"人参粥"亦见李绛《手集方》，其为大补元气，自不待言，但价等于珠，未易供寻常之一饱，听之有力者，无庸摭①人以备方。此外所遗尚多，岂仅气味俱劣之物，亦有购觅难获之品，徒矜②博采，而无当于用，奚取乎！

兹撰《粥谱》，要皆断自臆见，合前四卷，足备老年之颐养。吾之自老其老，恃此道也。乃或传述及之，不无小裨③于世，谬妄④之讥，又何敢辞！

是岁季冬⑤月之三日慈山居士又书于尾

---

① 摭(zhí 直)：以拾取，摘取。
② 矜(jīn 今)：自夸，自恃。
③ 裨：补益。
④ 谬妄：荒谬愚妄。
⑤ 季冬：冬季的最后一个月，农历十二月。

引用书目

引用书三百有七种，书名随事附见。始壬辰秋，讫癸巳冬，统计一年间作辍参半，就所记忆及便览者录入，欲速成编，未详未备。

《周易》

《尚书》

《毛诗》

《周礼》

《仪礼》

《礼记》

《论语》

《孟子》

《尔雅》

《家语》

《春秋左传》

卓尔康《易学》

孔安国《尚书注》

朱子《诗集注》

陆机《诗义疏》

《周礼集传》栋八世祖讳津

郑康成《仪礼注》

陈皓《礼记集说》

《三礼图》

谭氏《论语说丛》

杜预《左传注》

《三代仪制录》

《汉书》

《后汉书》

《汉旧仪制》

《蜀志》

《吴书》

《晋书》

《晋东宫旧事》

《南史》

《梁史》

《隋书》

《唐书》

《唐会要》

《五代史》

《宋史》

《辽史》

《元史》

《程子外书》

《朱子语录》

邵子《皇极经世》

鲍氏《皇极经世注》

《邵子语录》

邵子《观物内外篇》

《黄帝阴符经》

老子《道德经》

庄子《南华经》

《列子》

《荀子》

《广成子》

《抱朴子》

《亢仓子》

《公孙尼子》

《金楼子》

《草木子》

《寒山子》

《春秋元命包》

《春秋运斗枢》

《吕氏春秋》

班固《白虎通》

罗愿《尔雅翼》

张翼《广雅》

陆佃《埤雅》

刘熙《释名》

许慎《说文》

徐锴《说文字解》

王安石《字说》

《急就篇注》

崔豹《古今注》

服虔《通俗文》

《世说新语》

杜佑《通典》

胡氏《事物纪原》

陶谷《清异录》

李石《续博物志》

赞宁《物类相感志》

洪迈《夷坚志》

《香山故事》

王逵《蠡海集》

周密《齐东野语》

《颜氏家训》

杨慎《丹铅录》

沈括《笔谈》

沈括《灵苑记》

刘敬叔《异苑》

《蔗庵漫录》

陶宗仪《辍耕录》

王佐《格古论》

王旻《山居录》

林洪《山居清供》

《瑯嬛记》

《野人闲话》

张师正《倦游录》

冯耘庐《行厨记要》

《黄氏日抄》

盛氏《宦游日札》

陆容《菽园杂记》

《蚓庵琐语》

《紫岩隐书》

臞仙《神隐书》

萧氏《竹帘琐语》

刘青田《多能鄙事》

陈仲言《余话》

《勿斋清闷录》

《遁庵秘录》

金受昌《学圃录》

《身章撮要》

《六研斋三笔》

李氏《一家言》

高江村《天禄识余》

黄长睿《博古图》

王洪洲《三才图会》

师旷《禽经》

陆羽《茶经》

毛文锡《茶谱》

苏易简《纸谱》

《游默斋花谱》

《陶渊明集》

《欧阳文忠公集》

《司马温公集》

《杨升庵外集》

《文选古诗》

曹植《九咏》

《沈佺期诗》

《李太白诗》

《杜少陵诗》

《韩昌黎诗》

《白乐天诗》

《元微之诗》

《王建诗》

《张潮诗》

《陆龟蒙诗》

《卢纶诗》

《陈传良诗》

《许丁卯诗》

《韩偓诗》

《徐寅诗》

《羊士谔诗》

《段成式诗》

《释清珙诗》

《杨成斋诗》

《陆放翁诗》

《半山翁诗》

《韦庄诗》

《苏东坡诗》

《黄山谷诗》

《张文潜诗》

《柳子厚诗》

《魏野诗》

《刘后村诗》

《范石湖诗》

《刘著诗》

《张昱诗》

《范蔚宗诗》

《马祖常诗》

《陈泰诗》

《吴景奎诗》

《龚诩诗》

《吴宽诗》

应璩《三叟诗》

《瞿佑诗话》

祝穆《箴铭汇抄》

杨雄《甘泉赋》

《真西山卫生歌》

杨雄《解嘲文》

赵子昂《不自弃文》

刘向《列仙传》

《东方朔别传》

杜兰《香传》

《史记·龟策传》

葛洪《西京杂记》

段成式《酉阳杂俎》

燕台《风土记》

《三湘杂志》

《山左小记》

《贵州物产录》

《巴蜀异物志》

《吴地志》

《建昌志》

《邛州志》

《交广杂志》

《河东备录》

孟琯《岭南志异》

陈懋仁《泉南杂记》

《南闽记闻》

嵇含《南方草木状》

《吴兴掌故》

周处《风土记》

杨雄《方言》

《涉斋游具备遗》

韩椿《外洋碎事》

熊三拔《泰西水法》

《楞严经》

《梵书》

《沙弥戒律》

《相宅经》

《造门经》

《青田秘记》

《黄庭内景经》

魏伯阳《参同契》

《希夷睡诀》

《八段锦》

《华佗五禽戏》

《娑罗门十二法》

《天竺按摩诀》

《华佗导引论》

《洞灵经》

《定观经》

《显道经》

《太素经》

《冲虚经》

《上清洞微经》

《三茅卫生经》

陶弘景《真诰》

《保生心鉴》

《法藏碎金》

《元关真谛》

《玉枢微旨》

《丹房镜源》

邱长春《玉笥要览》

崔实《四时月令》

吴球《四时调摄论》

丹阳《悟真录》

抱一子《保元录》

施肩吾《卫生录》

《彭祖服食经》

《华佗食论》

张杲《玉洞要略》

《养生汇论》

水蟾子《摄生要论》

嵇康《养生论》

东坡《养身杂记》

玉虚子《济生编》

《保生集要》

谭景丹《颐生录》

张君房《云笈七签》

高濂《遵生八笺》

《内经灵枢素问》

《神农本草经》

寇宗奭《本草衍义》

苏恭《唐本草》

陈藏器《本草拾遗》

甄权《药性本草》

王好古《汤液本草》

孟诜《食疗本草》

朱震亨《本草补遗》

马志《开宝本草》

苏颂《图经本草》

《日华子本草》

李时珍《本草纲目》

汪昂《本草备要》

陶弘景《名医别录》

后唐刊《石药验》

张元素《珍珠囊》

陶隐居《药性论》

雷敩《炮炙论》

唐开元《广济方》

宋《太平圣惠方》

宋徽宗《圣济方》

周宪王《普济方》

张仲景《伤寒方》

孙思邈《千金食治》

孙思邈《千金翼》

孙思邈《千金月令》

《天宝单方图》

王焘《外台秘要》

韦宙《独行方》

刘禹锡《传信方》

陈言《三因方》

娄居中《食治通说》

咎殷《食医心镜》

《饮膳正要》

杨仁斋《直指方》

张杰《子母秘录》

王执中《资生录》

陈直《奉亲养老书》

吴旻《扶寿方》

张从正《儒门事亲》

《南阳活人书》

《延年秘旨》

《医余录》

《摘元妙方》

萨谦斋《经验方》

万表《积善方》

韩懋《医通》

杨珣《丹溪心法》

葛洪《肘后方》

臞仙《寿域神方》

崔元亮《海上方》

姚旅《露书》

吴瑞《日用举要》

杨起《简便方》

叶氏《枕中记》

陈延之《小品方》

《拾便良方》

《刘涓子鬼遗方》

《锦囊秘录》

《济世仁术编》

李绛《手集方》

朱瑞章《家宝方》

张文仲《备急方》

尤乘《寿世青编》

王维德《全生集》

吴又可《瘟疫论》

陈枚《采珍集》

龚应圆《三福丹书》

吴仪洛《医学述》